社区卫生服务技术规范丛书

社区儿童哮喘病例管理

（试　用）

主　编　赵　京　陈育智

编写人员　（按姓氏笔画排序）

马　煜　王　斌　王建生　叶容伟
申昆玲　刘传合　刘利群　刘恩梅
向　莉　许宗余　李瑞莉　杨　健
陈坤华　陈爱欢　周　巍　曹　玲
黄　英　黄　穗　滕红红

北京大学医学出版社

图书在版编目（CIP）数据

社区儿童哮喘病例管理（试用）/赵京，陈育智主编
北京：北京大学医学出版社，2008
（社区卫生服务技术规范丛书）
ISBN 978-7-81116-152-6

Ⅰ.社… Ⅱ.①赵… ②陈… Ⅲ.小儿疾病：哮喘－病案－管理
Ⅳ.R725.6

中国版本图书馆 CIP 数据核字（2008）第 002973 号

社区儿童哮喘病例管理（试用）

主　　编：赵京　陈育智
出版发行：北京大学医学出版社（电话：010-82802230）
地　　址：(100191) 北京市海淀区学院路 38 号 北京大学医学部院内
网　　址：http://www.pumpress.com.cn
E - mail：booksale@bjmu.edu.cn
印　　刷：北京瑞达方舟印务有限公司
经　　销：新华书店
责任编辑：李娜　　　责任校对：杜悦　　　责任印制：郭桂兰
开　　本：850mm×1168mm 1/32　印张：4　插页：1　字数：61 千字
版　　次：2008 年 12 月第 1 版　2008 年 12 月第 1 次印刷
书　　号：ISBN 978-7-81116-152-6
定　　价：11.00 元

版权所有，违者必究
（凡属质量问题请与本社发行部联系退换）

序

党中央、国务院高度重视城市社区卫生工作，并将发展社区卫生服务作为深化城市医疗卫生体制改革和有效解决群众看病难、看病贵等问题的重要举措，作为构建新型城市卫生服务体系的基础。2006年2月，《国务院关于发展城市社区卫生服务的指导意见》（国发〔2006〕10号）（以下简称《指导意见》）提出，到2010年，全国地级以上城市和有条件的县级市要建立比较完善的社区卫生服务体系，社区卫生服务机构设置合理，服务功能健全，人员素质较高，运行机制科学，监督管理规范，居民可以在社区享受到疾病预防等公共卫生服务和一般常见病、多发病的基本医疗服务。《指导意见》还明确要求健全社区卫生服务技术操作规程和工作制度。

近年来，在各级政府和各有关部门的共同努力下，城市社区卫生工作取得了积极的进展。目前，全国已建成社区卫生服务中心5000多个、社区卫生服务站近18 000个，从事社区卫生工作的卫生技术人员达26万人。社区卫生服务功能不断完善，服务水平不断提高，并因其便捷、经济的特点受到群众的普遍欢迎。研究制订符合我国国情的社区卫生服务技术规范，对于规范社区卫生服务机构及其医务人员的专业技术行为，提高服务能力，保证服务质量，为居民提供安全、有效、便捷、经济的公共卫生和基本医疗服务具有重要意义。

为贯彻落实《指导意见》，我司委托中国社区卫生协会组织相关领域专家，以科学、有效、可行为原则，开展社区卫生服务技术规范的研究制订工作。现在已经完成了第一、二批技术规范的研制工作，并在东、中、西部遴选了十个城市进行试用，期待在实践应用中加以修改和完善。

现将第一、二批社区卫生服务技术规范丛书（试用）出版发行，供各地在工作中使用。随着社区卫生服务的发展，其他相关技术规范也将陆续推出。希望各地加强社区卫生服务技术规范（试用）的推广应用，加强内涵建设，促进社区卫生服务事业的健康、可持续发展。

卫生部妇幼保健与社区卫生司

2008年1月4日

前 言

社区卫生服务是城市卫生工作的重要组成部分，是实现人人享有基本医疗卫生服务的基础环节。我国的社区卫生服务经过了十年的发展，随着相关政策的逐步落实，社区卫生服务网络逐步健全。截至2007年4月，全国已设置2万多家社区卫生服务机构，在落实公共卫生任务和开展常见病、多发病的防治方面发挥着越来越重要的作用。

受卫生部妇幼保健与社区卫生司委托，中国社区卫生协会组织有关方面专家，在总结国内外成功经验和研究成果的基础上，按照连续性、综合性、可及性、主动性等全科医学理念，开展了社区卫生服务技术规范的研究制订工作，希望通过3～5年的努力，健全社区卫生服务技术体系。目前已经开展了一系列社区卫生服务技术规范的研制工作，包括《社区卫生诊断技术手册》、《社区居民健康档案》、《社区0～36个月儿童健康管理》、《社区孕产妇健康管理》、《社区中老年人健康管理》、《社区高血压病例管理》、《社区2型糖尿病病例管理》、《社区结核病病例管理》、《社区脑卒中病例管理》、《社区危重患者判断与急救》、《社区儿童哮喘病例管理》等。每项技术规范均经过相关专家、卫生行政部门人员、社区卫生服务机构管理人员和全科医生、社区护士等多次论证，并在一些地方进行了试用，在此基础上作了进一步的修改和完善。

社区卫生服务技术规范（试用）具有以下特点：

1. 强调在医疗卫生服务过程中，全科医生和专科医生的任务各有侧重，职责不同。全科医生负责在社区进行疾病筛查、重点人群和患者的健康管理；专科医生负责疾病诊断、治疗方案制订以及疑难杂症和危急重症的诊治。全科医生和专科医生之间形成双向转诊的合作关系。

2. 对社区居民，强调预防为主，防止疾病危险因素的发生。对已有危险因素的居民，通过进行健康教育和行为干预，督促其改变不良生活行为。做好疾病筛查工作，及时转诊确诊，做到疾病的早发现、早诊断、早治疗。

3. 对社区现患病人，强调防治结合，提高疾病管理效力，降低管理成本。通过对患者在社区的一对一连续综合的个案管理，建立有效的随访制度，密切医患关系，提高治疗依从性，进而增强健康干预效果，提高疾病控制率，切实改善患者健康状况，同时也有利于控制医疗费用。

4. 强调科学性、有效性和可行性并重。

希望社区卫生服务技术规范的推广使用，有助于加快提高社区卫生服务人员的基本技术能力和服务能力，规范卫生技术人员的服务行为，提高社区卫生服务质量，切实让居民享受到安全、有效、便捷、经济的公共卫生服务和基本医疗服务。

本次研究制订社区卫生服务技术规范，为我国社区卫生发展中的首次尝试。受水平所限，书中难免有不足甚至错误之处，恳请各位同仁提出宝贵意见，以便我们再版时改正，并在研制其他技术规范时借鉴。

《社区卫生服务技术规范丛书（试用）》编委会

2008年1月4日

社区卫生服务技术规范丛书（试用）编委会

编委会主任　杨　青

编委会成员（按姓氏笔画排序）

于　欣	北京大学医学部精神卫生研究所
孔灵芝	卫生部疾病预防控制局
王　仲	北京协和医院
王　斌	卫生部妇幼保健与社区卫生司
王广发	北京大学第一医院
王临虹	中国疾病预防控制中心
王黎霞	中国疾病预防控制中心
刘利群	卫生部妇幼保健与社区卫生司
朱丽萍	同济大学附属第一妇婴保健院
许宗余	卫生部妇幼保健与社区卫生司
许樟荣	中国人民解放军第306医院
张伶俐	卫生部妇幼保健与社区卫生司
张德英	卫生部妇幼保健与社区卫生司
李　芬	西安交通大学医学院第一附属医院
李士雪	山东大学
李长明	中国社区卫生协会

李新华	卫生部妇幼保健与社区卫生司
杜雪平	北京月坛社区卫生服务中心
杨 哲	科技部社会发展司
杨文秀	天津市医学科技信息研究所
邵瑞太	世界卫生组织慢性非传染性疾病预防与控制部
陈旭利	卫生部科技教育司
陈博文	首都儿科研究所
周 巍	卫生部妇幼保健与社区卫生司
武阳丰	北京大学医学部
金生国	卫生部妇幼保健与社区卫生司
秦 耕	卫生部妇幼保健与社区卫生司
曹 彬	卫生部妇幼保健与社区卫生司
梁晓峰	中国疾病预防控制中心
曾学军	北京协和医院
董燕敏	天津市社区卫生协会
端木宏谨	中国防痨协会
滕红红	首都儿科研究所

目 录

社区儿童哮喘病例管理初诊流程图

社区儿童哮喘病例管理随访流程图

第一章 社区儿童哮喘病例管理初诊流程图及说明 ………………………………………………… 1

  第一节 评 估 ……………………………………… 1

  第二节 分 类 ……………………………………… 6

  第三节 处 理 ……………………………………… 8

第二章 社区儿童哮喘病例管理随访流程图及说明 ………………………………………………… 13

  第一节 评 估 ……………………………………… 13

  第二节 分 类 ……………………………………… 16

  第三节 处 理 ……………………………………… 18

第三章 社区儿童哮喘的防治适宜技术 …………… 22

  第一节 儿童哮喘的非药物治疗 …………………… 22

  第二节 儿童哮喘的药物治疗 ……………………… 52

  第三节 哮喘急性发作的识别及社区处理 ………… 67

  第四节 哮喘合并其他疾病的治疗原则 …………… 72

  第五节 双向转诊 …………………………………… 79

第六节　各种药物的使用方法 ………………… 83
第七节　峰流速仪和《儿童哮喘控制测试》问卷的应用
　　　　………………………………………… 90

附件一　男、女童最高呼气峰流速值 ………… 94
附件二　《儿童哮喘控制测试》和《哮喘控制测试》问卷 ……………………………………… 95
附件三　相关表格 ………………………………… 98
表1　基本情况表 ………………………………… 98
表2　哮喘患儿年检表 ………………………… 100
表3　哮喘患儿复诊表 ………………………… 104
表4　哮喘患儿家居环境调查表 ……………… 109

参考文献 ………………………………………… 112

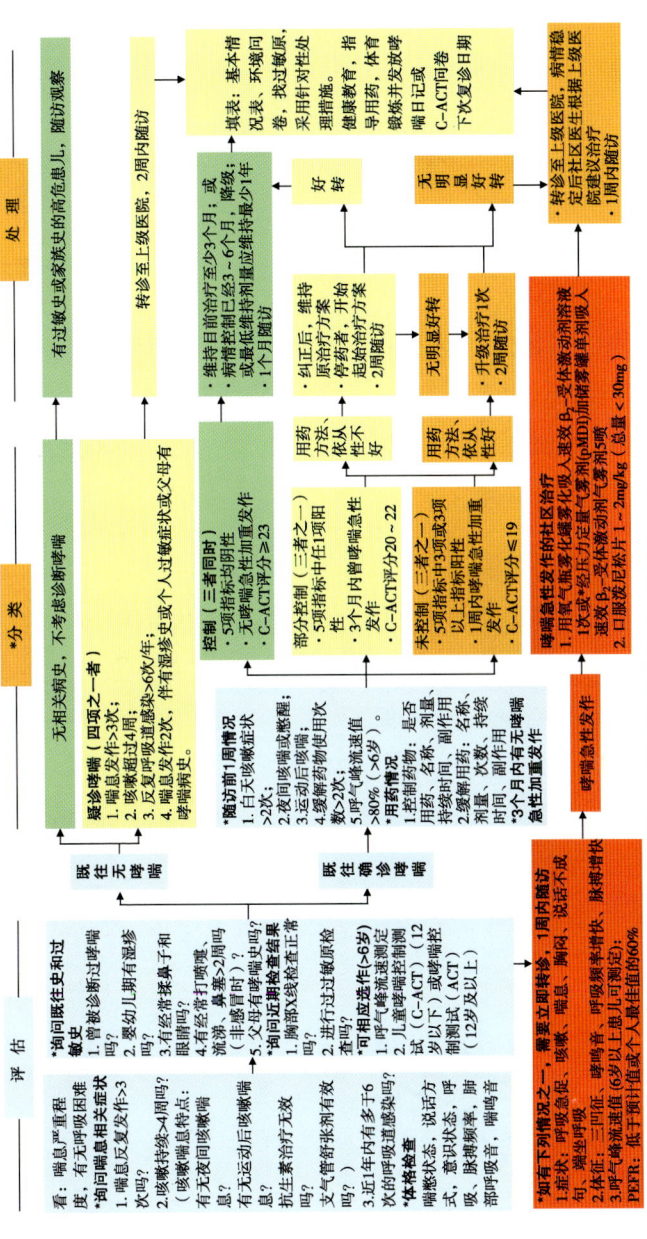

社区儿童哮喘病例管理初诊流程图

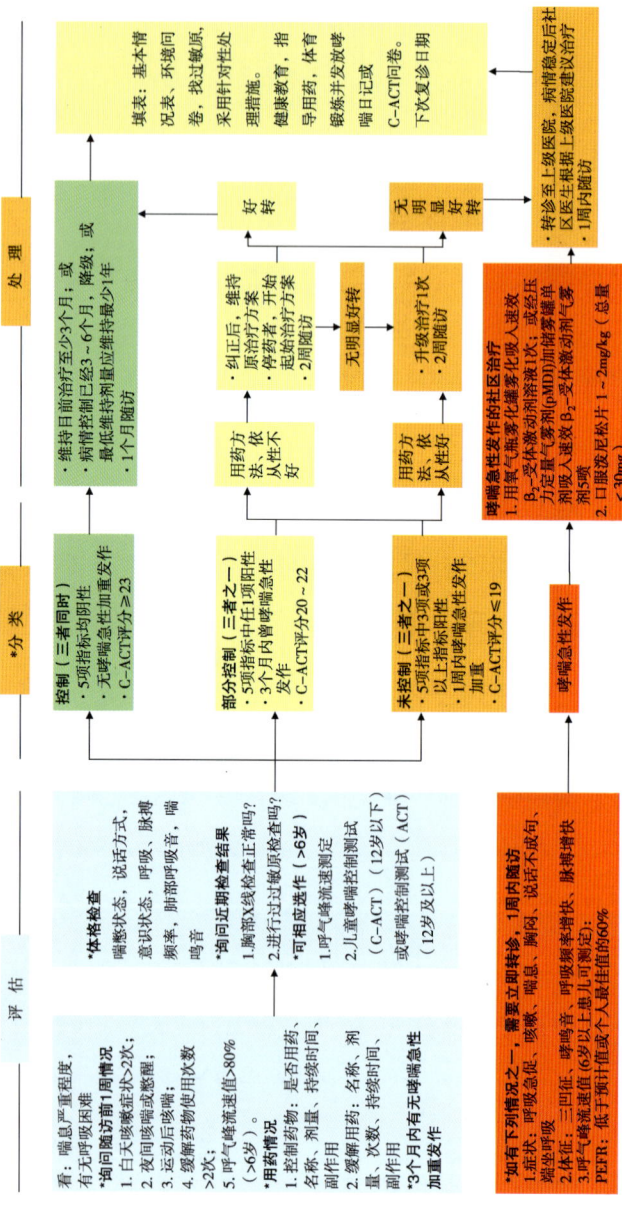

第一章 社区儿童哮喘病例管理初诊流程图及说明

说明：在社区儿童哮喘病例管理初诊流程图中以不同颜色表示疾病的情况和病情的紧急程度。绿色表示无哮喘或哮喘患儿病情平稳，无异常；黄色表示有异常，可能为疑诊哮喘或社区随访的哮喘患儿控制不良或部分控制，需进行处理，部分需要转诊；橙色表示患儿出现临床症状，哮喘未控制或出现并发症等异常，需到上级医院就诊；红色表示哮喘患儿病情危重，需引起高度注意，应紧急处理后立即转上级医院就诊。

第一节 评 估

凡是以喘息、慢性咳嗽或反复呼吸道感染症状来社区卫生服务中心就诊的患儿，或在儿童保健例行体检时发现上述症状或病史的患儿，应对其病情进行评估，询问相关的病史，筛查可疑哮喘患儿。

已经临床确诊的哮喘患儿第一次来社区就诊，应评估其哮喘控制程度，以决定是否需进一步处理。

就诊时存在哮喘危险症状、体征的患儿，应紧急对症处理后迅速转至上级医院。

一、检查患儿喘息严重程度，是否存在呼吸困难

哮喘急性发作属于紧急情况，病情可在数小时或数天内加重，偶尔可在数分钟之内即危及生命，需立即处理，无明显改善者立即转至上级医院。

1. 呼吸状态：呼气时间延长、喘息严重、胸闷、咳嗽、说话不成句、使用辅助呼吸肌（三凹征，婴幼儿有鼻翼扇动）、端坐呼吸、拒哺（婴幼儿）、前弓位、发绀。

2. 精神状态：烦躁不安、嗜睡或意识障碍。

3. 心肺检查：肺部响亮哮鸣音和呼气相延长；严重时呼吸音"遥远"反而听不到喘鸣；心率加快。

4. 呼气峰流速仪测定：呼气峰流速值小于预计值或个人最佳值的60%（6岁以上患儿可测定）。

哮喘患儿出现上述症状时，需按哮喘急性发作紧急处理（见第三章 第三节）。如患儿无上述情况，继续评估。

二、咳嗽喘息特点

咳嗽喘息是儿童呼吸道疾病最常见的症状,若咳嗽喘息具有如下特点,应高度怀疑哮喘诊断。

1. 以咳嗽喘息就诊者:
➤喘息频繁发作＞3次
➤运动诱发的咳喘
➤夜间发作的咳喘
➤与呼吸道感染无关和与季节无关的咳喘(与季节、过敏等有关的喘息,除外明确的感染性喘息性疾病)

2. 以慢性咳嗽就诊者:
➤咳嗽持续＞4周
➤经常在夜间或清晨发作
➤抗生素治疗无效
➤支气管舒张剂治疗有效(基本诊断标准)

3. 以反复呼吸道感染就诊者(5岁以下患儿):
➤每年呼吸道感染＞6次
➤感冒经常合并肺炎或喘息性支气管炎
➤每次感冒后咳嗽持续10天以上

三、询问个人及家族过敏史

哮喘具有遗传倾向,过敏体质和有家族过敏史的儿童患哮喘的可能性增大,询问病史时应注意。

1. 个人过敏史
- 婴幼儿期有湿疹吗?(反复发作的湿疹提示患儿为过敏体质)
- 经常揉鼻子和揉眼睛吗?
- 经常打喷嚏、流涕、鼻塞>2周吗?(非感冒时)

2. 家族过敏史
- 父母有哮喘吗?(如父母双方有哮喘,孩子患哮喘的概率上升到50%)
- 父母或其他家人有过敏性疾病吗?

四、体格检查
- 喘憋状态、意识状态、生长发育情况
- 呼吸、脉搏频率
- 肺部呼吸音(有无喘鸣音)

五、辅助检查,询问近期检查结果并记录
- 胸部X线检查结果
- 过敏原检查结果

六、其他容易引起儿童咳喘的疾病

儿童的咳喘症状可能由多种疾患引起,5岁以后出现喘息的儿童大多数是哮喘,但年龄越小出现喘息越应该考虑是否存在其他疾病。

1. 较常见的引起喘息的疾病:慢性鼻-鼻窦炎、反

复呼吸道病毒感染、异物吸入、胃食管反流、肺结核。

2. 较少见的引起喘息的疾病（多在婴幼儿期开始发病）：支气管、肺发育不良，先天畸形导致的气道狭窄，先天性心脏病，原发性纤毛运动不良症，免疫缺陷等。

七、已确诊哮喘患儿的评估

已临床确诊的哮喘患儿第一次来社区就诊，检查无哮喘危重状态后，询问就诊前1周内是否存在以下5种情况（病情评价指标）和目前用药情况；填写《儿童哮喘控制测试》问卷（The Childhood Asthma Control Test，C-ACT）(适于12岁以下，下同)和询问近3个月是否有哮喘急性发作。

1. 询问患儿近1周内是否存在以下5种情况（病情评价指标），评估哮喘患儿病情控制程度

➢白天喘息症状＞2次/周

➢活动或运动引起的咳喘发作

➢夜间咳喘或憋醒

➢使用症状缓解药物＞2次/周

➢峰流速值较个人最佳值或预计值下降＞20%（大于6岁，使用峰流速仪监测者）

2. 询问用药情况

➢控制药物使用情况

是否使用长期控制药物、用药种类（吸入激素、口服白三烯受体拮抗剂）、剂量和已维持用药时间、有无副作用等

➢ 缓解药物使用情况

每周需要用缓解药物的次数（例如吸入β_2-受体激动剂次数）、是否有效、有无心动过速或手抖等副作用。

3. 填写《儿童哮喘控制测试》问卷和进行呼气峰流速测定

➢ 大于4岁的哮喘儿童，填写《儿童哮喘控制测试》问卷，测试哮喘控制情况（见附件二）。

➢ 大于6岁的哮喘儿童，有条件的社区可进行患儿呼气峰流速测定（见附件一）。

4. 询问近3个月是否有哮喘急性发作

第二节 分 类

以喘息和慢性咳嗽初诊的，检查无哮喘危重状态的患儿，根据病史询问结果分为既往无哮喘诊断和既往已有哮喘诊断，其分类如下。

一、既往无哮喘诊断的初诊患儿

1. 疑诊哮喘：有以下4种情况之一者，考虑可疑

哮喘
> 喘息发作＞3次
> 喘息发作2次，有湿疹史或父母有哮喘病史
> 咳嗽超过4周，抗生素治疗无效，支气管舒张剂治疗有效
> 小于5岁的儿童，反复呼吸道感染＞6次/年

2. 除外哮喘：
> 有哮喘高危因素的患儿：询问病史提示有过敏性鼻炎或其他个人过敏史（如婴儿湿疹、药物过敏、食物过敏等），或有家族哮喘史。
> 其他呼吸道疾病患儿：无哮喘相关病史，也无哮喘高危因素，不考虑哮喘。

二、既往已诊断为哮喘的初诊患儿

1. 哮喘患儿病情控制程度分类

根据就诊前1周内哮喘控制评价指标、《儿童哮喘控制测试》问卷得分及最近3个月内有无哮喘急性发作，对病情控制状态进行分类。

> 完全控制：患儿同时满足以下3种情况：病情评价指标的5项均阴性、C-ACT评分≥23分、3个月内无哮喘急性发作。
> 部分控制：患儿有以下3种情况之一：病情评价

指标的 5 项有 1 项或 2 项阳性、C-ACT 评分 20~22 分、3 个月内有哮喘急性发作。

➢未控制：患儿有以下 3 种情况之一：病情评价指标的 5 项有 3 项或 3 项以上阳性、C-ACT 评分≤19 分、1 周内有哮喘急性发作。

2. 哮喘用药情况分类

➢坚持应用哮喘控制药物

➢未应用哮喘控制药物

➢出现药物副作用

第三节 处 理

根据病情分类结果进行不同的处理（包括药物干预和以健康教育为主导的非药物干预）。

一、既往无哮喘诊断的初诊患儿

1. 疑诊哮喘：

登记转诊记录表，转诊到上级医院确诊，嘱 2 周内复查。确诊患儿按照上级医院治疗方案进行病例随访管理。

附：有条件的社区医院可以对疑诊哮喘患儿进行支气管舒张试验，作为哮喘诊断的客观指标。

> 喘息患儿吸入支气管舒张剂（如沙丁胺醇或特布他林气雾剂）10分钟后，咳喘症状明显好转，肺部喘鸣音明显减弱或消失。
> 6岁以上患儿同时使用峰流速仪测定：吸入支气管舒张剂（如沙丁胺醇或特布他林气雾剂）10分钟后，峰流速值上升大于20%。
> 慢性咳嗽患儿口服支气管舒张剂5~7天后咳嗽症状明显好转；如同时监测峰流速值的患者，治疗期间峰流速值上升大于20%。

以上3种情况均可认为是支气管舒张试验阳性，对于哮喘有诊断价值，可推荐去上级医院确诊及制订长期治疗方案。

2. 除外哮喘：
> 有哮喘高危因素的患儿：应密切观察随访，嘱注意相关呼吸道过敏症状，如慢性咳嗽或喘息等。
> 其他呼吸道疾病患儿：作相应治疗。

二、既往已诊断为哮喘的初诊患儿

1. 完全控制的哮喘患儿（有以下几种情况）

（1）继续维持目前治疗方案至少3个月直到完全控制（如感冒引起咳嗽10天之内痊愈不认为是哮喘发作）。

（2）如果用目前治疗方案完全控制病情3个月以上

到 6 个月，降级治疗（可减少哮喘控制药物 50%）直至最小维持剂量。

（3）以最小维持剂量维持病情完全控制至少 1 年（即 1 年内无哮喘发作），推荐去上级医院检查后停药。

（4）1 个月随访 1 次。

2. 部分控制的哮喘患儿（有以下几种情况）

（1）首先检查用药依从性。

A 用药依从性差，未坚持应用哮喘控制药物或用药不规律，或停药后复发的患儿。

- 重新开始哮喘初始治疗方案
- 咳喘症状可加用口服（或吸入）支气管舒张剂 1 周
- 嘱患儿及家长坚持应用哮喘控制药物
- 嘱 2 周社区随访

B 用药依从性好，坚持应用哮喘控制药物的患儿，检查吸入药物的技术方法是否正确。

➢如果吸药技术方法不正确

- 纠正后维持原治疗方案
- 咳喘症状可加用口服（或吸入）支气管舒张剂 1 周
- 嘱患儿及家长坚持正确应用哮喘控制药物

- 嘱 2 周社区随访

➢ 如果吸药方法正确

- 升级治疗（在社区哮喘连续治疗过程中只升级治疗 1 次）
- 咳喘症状可加用口服（或吸入）支气管舒张剂 1 周
- 嘱患儿及家长坚持正确应用哮喘控制药物
- 嘱 2 周社区随访

（2）有过敏症状的患儿，可以同时服用抗过敏药物 1 周，协助改善症状。

如在此期间出现咳喘症状加重，不应等到 2 周复诊，应马上就诊。

（3）出现药物副作用的患儿，换用同样效果的不同类型药物；或转上级医院改变治疗方案。

（4）2 周后社区复查。

升级治疗或重新开始初始治疗的哮喘患儿，在社区治疗 2 周后进行病情控制程度评估。

➢ 评估为哮喘完全控制者，转为完全控制的哮喘患儿的处理，维持目前治疗方案至少 3 个月无哮喘发作。

➢ 评估仍为哮喘部分控制者，建议转上级医院找出病因，调整治疗方案。

3. 未控制的哮喘患儿

➢处理方法同部分控制哮喘患儿。除以上处理外，可加用口服激素3天（例如：口服泼尼松片剂1mg/（kg·d）；最大剂量＜30 mg/d）

➢可以建议到上级医院就诊

➢嘱2周社区随访

三、所有就诊的哮喘患儿

1. 既往已诊断为哮喘的初诊患儿，首次社区就诊应该填写基本情况表（见附件三 表1）及哮喘患儿年检表（见附件三 表2）。每次随访时填写随访表（见附件三 表3）。初诊时作为第一次随访也要填写随访表。

2. 患儿家长填写环境问卷（首次就诊及半年随访和一年随访时填写），结合医院过敏原检测结果，寻找患儿家居环境中可能存在的过敏原，提供针对性指导和处理措施。

3. 进行针对性的健康教育，指出儿童哮喘是可以控制的，帮助家长及患儿建立治疗的信心；指导用药；嘱患儿在用药的基础上坚持体育锻炼。

4. 发放哮喘日记或C-ACT问卷。

5. 预约下次复诊日期。

第二章　社区儿童哮喘病例管理随访流程图及说明

社区儿童哮喘病例管理随访流程图适用的对象是在社区已经接受病例管理的哮喘患儿。目的是对患哮喘这种慢性病的患儿进行随访，提高患儿对治疗的依从性，及时发现患儿的异常，减少哮喘急性发作，防止肺功能发展到不可逆损害阶段。

由于哮喘患儿随着生长发育，有三分之二或四分之三可以临床痊愈，所以定期对一年以上不发作的患儿复查并调整用药，提高患儿的临床治愈率，减少复发率，以实现对哮喘患儿的规范管理。

第一节　评　估

已临床确诊并纳入社区儿童哮喘管理的哮喘患儿，医生应主动定期随访，对随访当时的状况进行全面评估并进行下一步相应处理。

若在随访时发现患儿存在哮喘发作的症状、体征，应及时对症处理。

一、检查患儿喘息严重程度，是否存在呼吸困难

哮喘急性发作临床上属于紧急情况。哮喘病情可在数小时或数天内加重，偶尔可在数分钟之内即危及生命，需立即处理，无明显改善者立即转至上级医院。

1. 呼吸状态：呼吸困难、呼气时间延长、喘息严重、胸闷、咳嗽、说话不成句、使用辅助呼吸肌（三凹征，婴幼儿有鼻翼扇动）、端坐呼吸、拒哺（婴幼儿）、前弓位、发绀。

2. 精神状态：精神烦躁、嗜睡或意识障碍。

3. 心肺检查：肺部响亮哮鸣音和呼气相延长；严重时呼吸音"遥远"反而听不到喘鸣；心率加快。

4. 呼气峰流速仪测定：呼气峰流速值小于预计值或个人最佳值的60%（6岁以上患儿可测定）。

哮喘患儿出现以上临床表现时，需按哮喘急性发作紧急处理（见第三章 第三节）。如患儿无上述情况，继续评估。

二、询问随访前的情况，同时填写随访表

（见附件三 表3）

1. 询问近1周内是否存在以下5种情况（病情评价

指标），评估患儿病情控制程度。

➢ 白天哮喘症状＞2次/周

➢ 活动或运动引起的咳喘发作

➢ 夜间咳喘或憋醒

➢ 吸入症状缓解药物＞2次/周

➢ 峰流速值下降＞20%（大于6岁，使用峰流速仪监测者）

2. 询问用药情况。

➢ 控制药物使用情况

是否使用长期控制药物、用药种类（吸入激素、口服白三烯受体拮抗剂）、剂量和已维持用药时间、有无副作用等

➢ 缓解药物使用情况

每周需要用缓解药物的次数（例如吸入β_2-受体激动剂次数）、是否有效、有无心动过速或手抖等副作用

3. 填写《儿童哮喘控制测试》问卷（适于12岁以下，下同）和进行呼气峰流速测定。

➢ 大于4岁的哮喘儿童，填写《儿童哮喘控制测试》问卷，测试哮喘控制情况（见附件二）

➢ 大于6岁的哮喘儿童，有条件的社区可进行患儿

呼气峰流速测定（见附件一）

4. 询问近 3 个月是否有哮喘急性发作。

三、家居环境、运动情况和生活方式的评估

1. 家居环境：根据患儿过敏原情况（医院检测）和家居环境问卷评估患儿家居情况（见附件三 表4），有无导致哮喘的家居因素。

2. 运动情况：能否正常参加体育活动，有无误学情况。

3. 生活方式：有无被动吸烟，心理、情绪波动。

四、相关检查

体格检查

➢喘憋状态、意识状态、生长发育情况

➢呼吸、脉搏频率

➢肺部呼吸音（有无喘鸣音）

五、辅助检查，询问近期检查结果并记录

➢胸部 X 线检查结果

➢过敏原检查结果

第二节 分 类

根据上次随访以后哮喘患儿评估结果，将患儿目前

情况进行分类,重点放在哮喘病情控制方面。

一、哮喘患儿病情控制程度分类

根据就诊前1周内,是否存在表示哮喘未控制的5种病情评价指标,以及《儿童哮喘控制测试》问卷得分及最近3个月内哮喘是否有急性发作,对病情控制状态进行分类。

➢完全控制:患者同时满足以下3种情况:病情评价指标的5项均阴性、C-ACT评分≥23分、3个月内无哮喘急性发作。

➢部分控制:患者有以下3种情况之一:病情评价指标的5项有1项或2项阳性、C-ACT评分20~22分或3个月内有哮喘急性发作。

➢未控制:患者有以下3种情况之一:病情评价指标的5项有3项或3项以上阳性、C-ACT评分≤19分或1周内有哮喘急性发作。

二、哮喘用药情况分类

➢坚持应用哮喘控制药物
➢未应用哮喘控制药物
➢出现药物副作用

第三节 处理

对于不同的随诊患者，应根据分类结果进行不同的处理。同时针对每位就诊者的具体情况进行具体的健康教育、环境干预及运动指导。

一、完全控制的哮喘患儿（有以下几种情况）

1. 维持目前治疗方案至少3个月无哮喘发作（如感冒引起咳嗽10天之内痊愈不认为是哮喘发作）。

2. 如果用目前治疗方案完全控制病情3个月以上到6个月，降级治疗（可减少哮喘控制药物50%）直至最小维持剂量。

3. 以最小维持剂量维持病情完全控制至少1年（即1年内无哮喘发作），推荐去上级医院检查后停药。

4. 1个月随访1次。

二、部分控制的哮喘患儿（有以下几种情况）

1. 检查用药依从性及吸入药物方法的正确性

A 用药依从性差，未坚持应用哮喘控制药物或用药不规律，或停药后复发的患儿。

• 重新开始哮喘初始治疗方案

• 咳喘症状可加用口服（或吸入）支气管舒张剂

1周
- 嘱患儿及家长坚持应用哮喘控制药物
- 嘱2周社区随访

B 用药依从性好，坚持应用哮喘控制药物的患儿，检查吸入药物的技术方法是否正确。

➤如吸药技术方法不正确
- 纠正后维持原治疗方案
- 咳喘症状可加用口服（或吸入）支气管舒张剂1周
- 嘱患儿及家长坚持正确应用哮喘控制药物
- 嘱2周社区随访

➤如吸药方法正确
- 升级治疗（在社区哮喘连续治疗过程中只升级治疗1次）
- 咳喘症状可加用口服（或吸入）支气管舒张剂1周
- 嘱患儿及家长坚持正确应用哮喘控制药物
- 嘱2周社区随访

2. 是否存在过敏症状，若有可以同时服用抗过敏药物1周，协助改善症状。

如在此期间出现咳喘症状加重，不应等到2周复诊，应马上就诊。

3. 出现药物副作用的患儿，换用同样效果的不同类型药物，或转上级医院改变治疗方案。

4. 2周后社区复查

升级治疗或重新开始初始治疗的哮喘患儿，在社区治疗 2 周后进行病情控制程度评估。

➢ 评估为哮喘完全控制者，转为完全控制的哮喘患儿的处理，维持目前治疗方案至少 3 个月无哮喘发作。

➢ 评估仍为哮喘部分控制者，建议转上级医院找出病因，调整治疗方案。

三、未控制的哮喘患儿

1. 处理方法同部分控制哮喘患儿。除以上处理外，可加用口服激素 3 天（例如：口服泼尼松片剂 1mg/(kg·d)；最大剂量＜30 mg/d）。

2. 可以建议到上级医院就诊

3. 嘱 2 周内社区随访

四、所有就诊的哮喘患儿

1. 每次随访时填写随访表（见附件三 表3）。

2. 患儿家长填写环境问卷（首次就诊及半年随访和一年随访时填写），结合医院过敏原检测结果，寻找患儿家居环境中可能存在的过敏原,提供针对性指导和处理措施。

3. 进行针对性的健康教育,每次随访设立不同的健康教育主题。告知家长和患儿,儿童哮喘是可防治的,帮助家长及患儿建立治疗的信心;指导用药;嘱患儿在用药的基础上坚持适当的体育锻炼。

4. 发放哮喘日记或 C-ACT 问卷。

5. 预约下次复诊日期。

6. 应用最低维持药物剂量,病情稳定 1 年无哮喘发作者,到上级医院审核,决定能否停药。

第三章 社区儿童哮喘的防治适宜技术

第一节 儿童哮喘的非药物治疗

一、识别危险因素，减少暴露

哮喘是一种慢性呼吸道疾病，临床症状的出现是患儿过敏体质和环境因素相互作用的结果，虽然药物干预对控制哮喘症状和改善患儿生活质量非常有效，但是仍然需要尽可能采取各种措施减少或避免暴露于危险因素，以阻止哮喘进展及恶化。哮喘恶化可能是由多种危险因素所致，有时这些因素也被称为哮喘诱因，包括变应原、病毒感染、污染物等。减少或避免暴露在危险因素，采取适当的环境控制措施，改变不良的生活习惯，有助于达到哮喘完全或良好控制的目标。

哮喘的危险因素是诱发哮喘患儿产生反应的环境成分或状况，可简单分为：过敏性因素和非过敏性因素。

（一）寻找哮喘患儿的危险因素

1. 病史

仔细全面询问患儿病史对疾病的诊断非常重要。通过病史询问，可以了解引起患儿喘息发作的危险因素。一个全面的病史包括出现哮喘症状的频率和严重程度、特异性的遗传史、环境因素（居住条件、上学和休闲时的环境）、接触宠物和花草及烟雾等、接触过敏原和环境因素（包括季节和昼夜变化）之间的关系。患儿及家长可通过记录哮喘日记或填写标准化的调查问卷了解上述病史，调查结果应该详细而全面地记录下来，供医务人员进一步分析。

2. 环境问卷

虽然找出哮喘危险因素可能需要不少时间和努力，但应该让患儿家长明白，毕竟哮喘患儿每天在家里待的时间最多。家长也可以自己通过填写相关的调查表格初步了解其所居住的家居环境是否存在诱发哮喘的危险因素，并与医生一起分析诱发哮喘的可能原因。当你明白哪些因素会诱发哮喘时，你可以从诱发因素着手，从你自己家开始，整理哮喘患儿的家居环境，从而减少或控制哮喘诱发因素。

3. 皮肤过敏原点刺检测（专科医院检查）

皮肤过敏原检测是最常见的了解患儿过敏物质的方法，过程非常简单，医生或护士将少量过敏原点刺于皮内，如果患者对某种特定过敏原过敏，点刺区域皮肤会出现发红、瘙痒、风团等表现。发生上述反应的皮肤面积越大，说明患者对该过敏原越敏感。该方法常用于检测尘螨、动物毛皮屑、花粉、霉菌和烟雾等。

4. 血清总 IgE 检测（专科医院检查）

IgE 是哮喘等变态反应性疾病的重要标志之一，出生后随其他免疫球蛋白逐渐升高，其最高值大约在 10~15 岁出现，直到成人后水平恒定。总 IgE 升高可见于变态反应性疾病（如哮喘、过敏性鼻炎等）、寄生虫感染、急慢性肝炎、肺曲霉菌病、类风湿性关节炎等。因此，总 IgE 升高不一定表示过敏，过敏者总 IgE 也不一定升高。

5. 血清特异性 IgE 检测（专科医院检查）

作为过敏原检测方法之一，可以检测某种特异性过敏原在患者体内的水平。特异性 IgE 的定量检测具有较高的可信度。只有被致敏的个体才会出现 IgE。目前可检测的过敏原有：尘螨、屋尘、各种花粉、霉菌、动物皮毛屑、蟑螂和各种食物等。和皮肤过敏原点刺试验一样，特异性 IgE 检测结果必须与临床病史相结合。

总之，血清特异性 IgE 检测和皮肤过敏原点刺试验都是检测患儿过敏原的有效手段，而且两者结果互为补充。在临床实践中，应将检测结果与病史结合起来综合分析。

(二) 减少危险因素暴露

1. 减少过敏性危险因素暴露

(1) 尘螨

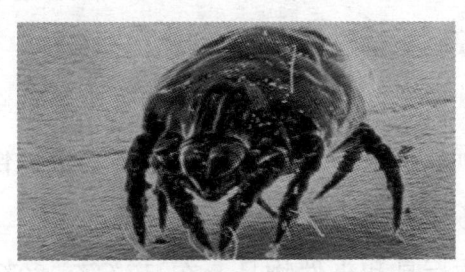

尘螨是一种普遍存在的微生物,在人类的生活环境中都有它们的踪迹。但是由于体积太小,如果不用显微镜是看不到的。然而就是这些小东西,却可以引起人体发生许多过敏反应,如过敏性哮喘、过敏性鼻炎、特应性皮炎和荨麻疹。随着人们居住和办公环境的现代化,与尘螨有关的过敏性疾病发病率迅速增加。尘螨寄生的地方主要有:地板、地毯、床上用品、家庭装饰物及空调的过滤网等。

尘螨防治方法如下:

降低室内相对湿度:将相对湿度(RH)控制在50%以下。最近研究显示,使用高性能吸湿机和空调机降低相对湿度,既实用又有效。

使用特殊的防螨材料包装床垫和枕头,如防螨套,是减少暴露于尘螨及其过敏原的有效方法。

热水洗涤床上用品:床单、枕套等每周用55℃以上的热水洗涤,可杀死螨和去掉绝大多数螨过敏原。每天洗头也是控制尘螨过敏原的好方法。

更换软质装饰:地毯、窗帘和家庭装饰织物,尤其是长毛绒玩具积聚了碎屑残片,为螨繁殖提供了理想栖息地,可考虑更换。

冷冻软玩具和小件物品:在-17℃至-20℃的温度下冷冻软玩具和小件物品(如枕头和衣物)至少24小时,清洗这些物品可以去除死螨和过敏原。在寒冷地带,将床垫和枕头在室外放置24小时也是一个好方法。

(2) 霉菌

霉菌也是引发哮喘的罪魁祸首之一,是真菌的一种,霉菌产生的孢子可在空气中漂浮,常寄生在腐败植物中,并在潮湿阴暗的环境中滋长。研究表明,居住在有霉菌的室内,哮喘等呼吸系统疾病的发生率明显增高。因此,有效清除居室内的霉菌是预防哮喘发作的重要措施之一。

2006年,美国疾病控制和预防中心在其官方网站上详细介绍了安全去除霉菌的几个注意事项：

天花板和被水淹渍过的地方，往往是霉菌经常生长的地方。这些地方会有一种霉变腐败的气味。去除霉菌应在它们开始生长的最初 24 小时至 48 小时内进行，这是消灭霉菌的"最佳时间段"。在这个时间里，霉菌的繁殖能力还没有达到峰值，其"抵抗力"也相对较弱，容易将其消灭在"萌芽状态"。此时，应迅速把长有霉菌的房屋打扫干净，使物体表面保持干燥，打开门窗，并用风扇吹干房间里的每个角落。

如果有些家居用品上的霉菌，包括地毯、墙纸、瓷砖、部分衣物、皮革、纸张、木头和食物等，不能在 48 小时内完全清洁并干燥，要及时把这些物品从家里清理出去，这一环节非常重要。

从坚硬物体表面去除生长的霉菌可考虑使用肥皂和水，或者使用适当浓度的漂白剂，但应该注意自我保护，如戴手套、防护眼罩等。需注意不要将漂白剂和氨或其他家用清洁剂混合，否则产生的有毒气体会给肺部带来损害。

(3) 动物（或宠物）毛皮屑

动物皮毛、家禽羽毛、昆虫残皮或脱屑等也是过敏原，也容易诱发气道变态反应性炎症，引起哮喘发作。

尤其是近年来随着喂养宠物的家庭越来越多，对宠物皮毛屑过敏也成为普遍现象。据统计，约50％的儿童哮喘患者曾因宠物而诱发哮喘症状。对宠物过敏的人，实际上是对宠物的皮屑、唾液和尿液过敏，这些过敏原是极微小的颗粒，即使宠物不在了，它们仍然悬浮在空气中。在宠物离开以后，它们的皮毛屑仍将在家具和地毯上存留数月。因此，即使家中没有宠物，儿童仍然可对宠物发生过敏反应。所有的有毛动物都会有脱落的皮毛屑，调查发现，不导致过敏的猫狗并不存在。

所以，减少或避免与宠物过敏原接触是避免诱发哮喘的最重要途径。对于有哮喘患儿的家庭，请不要喂养宠物。如果已经喂养宠物并对其过敏，请考虑为宠物找个新主人。

（4）花粉

花粉也是气传变应原的重要来源，主要来自树、牧草（即禾本科植物）和杂草3大类植物，它们都是借风传播授粉的风媒花，其直径从 $10\mu m$ 到 $100\mu m$ 不等。这些花粉无香味、色浅、数量多，产生的花粒可释放多达几百万个花粉颗粒，空气中的花粉存在的时间从几小时至4~5天不等。重量也较轻，有的还有气囊，传播面积很广，少数气传花粉颗粒在沉积前甚至可随风飘向

14 000米甚至200公里远，是诱发过敏的主要花粉。不过距花粉来源处愈远，空气中的飘散量就愈少，诱发症状也愈轻。每日不同时间的花粉飘散量，与空气的温度、湿度、风速和风向有关。如在风和日丽的日子，空气中花粉颗粒较多，下雨的日子可使花粉颗粒骤然减少。花粉的播粉期较长，有些可持续数月。

花粉过敏的特点是地域性和季节性。在植物生长附近的空气中花粉浓度较高，随着国际交往增多，花粉的地域性已不太明显，但季节性仍较明显。根据花粉季节不同可以分为春季花粉、晚春和初夏花粉、夏末和初秋花粉。由于我国幅员辽阔，各地的植物种类不尽相同，如：1) 春季花粉：北方以植柏、松、杨、柳、榆、槐和桦树等为主，而南方以木麻黄、红花羊蹄、苦楝和梧桐等为主；南方2月到4月是许多树开花的高峰时节，北方则为4月到6月。春天的树花粉在空气中飘散的时间很短，因而引起的症状一般较轻，持续时间也短，约十多天。2) 晚春和初夏花粉：以牧草为主，开花的时节多在5月到8月。3) 夏末和初秋花粉：属杂草类，杂草类是世界范围内致敏花粉的重要来源，我国以蒿草花粉为主要气传变应原，其次为葎草，俗名拉拉秧，其他尚有藜草等杂草，在美国主要是豚草花粉。这些草花粉飘散的时间较长。整体而言，90%的花粉症为夏秋季花粉所致。蒿属花粉在空气中的飘散高峰时节是6月到10月。

预防花粉致敏首要的措施是避免或尽可能地少接触花粉，包括以下措施：

花粉飘散季节暂时移居或长期移居；花粉飘散季节生活在滤除花粉颗粒的房间，如在干热或有风的天气将门窗关闭；避免在花粉播散的季节到公园游玩；在好发季节需要在户外活动时少数患儿则可佩戴口罩，在室内时适当使用空调。当然，如果在花粉飘散季节暂时移居到没有或较少有致敏花粉的地区则更为理想，但在实施时较为困难，因而在临床上常需配合脱敏疗法和药物预防措施。

（5）蟑螂

蟑螂俗称"油虫"、"茶婆子"等，已知种类达5000余种，我国常见的有德国小蠊和美洲大蠊。蟑螂大部分生长在温暖和湿热的环境中，并在办公室、家庭房间内普遍存在，其排泄物中的蛋白质是引起过敏性鼻炎及哮喘的重要物质，尤其是生活在拥挤的房间和城市的儿童。据美国变态反应、哮喘和免疫学会专家报告，蟑螂是儿童持续性哮喘的危险因素。专家指出，对有哮喘患儿的家庭，最好能清除房屋内的蟑螂。

清除屋内蟑螂的方法如下：

搞好环境卫生，清除蟑螂栖息场所：仔细检查下水沟、墙上的裂缝、地板、隔板及窗户，防止蟑螂进入；保持室内干燥，蟑螂多生活在潮湿的环境中，因此应注意不要有任何漏水的地方，尤其是厨房；保持室内清洁，在清洁、干燥的环境中，用餐后要将食物及时密闭，将地上和垃圾袋内的垃圾及时清理，并将餐具用热水冲洗干净，不洁的餐具会吸引蟑螂的光临；另外炉灶等处也要定期清洁。

物理防治：对蟑螂的物理防治方法多种多样，大多比较简单和经济，可在不便使用杀虫剂的场所应用，尤其适用于蟑螂密度较低的场所。常用的方法有：采用黏蟑纸对蟑螂进行黏捕；厨房、食堂等蟑螂多的场所可用开水或蒸汽直接浇灌各处的缝洞和角落，烫杀隐藏在其中的蟑螂和虫卵；在冬天，当气温降到0℃以下时，可将厨房中的柜子、桌子及室内估计有蟑螂躲藏的箱子等搬到户外空地上清理、扑打，里边的蟑螂会冻死而落地。

化学防治：化学杀虫剂具有使用方便、见效快以及可以由工厂大量生产等优点，目前仍然是蟑螂综合治理的一项重要手段，也是目前我国城镇杀灭蟑螂采取的主要措施。一般使用拟除虫菊脂类药物，根据蟑螂的生活习性，常采用滞留喷洒剂、胃毒剂、触杀剂、烟雾剂等剂型对蟑螂进行灭杀，近年又新增加膏剂和胶饵，因含一定水分，适口性好，灭蟑效果较好。

灭后清理：经常有单位反映灭蟑效果不好，其中很重要的因素是灭后清理不彻底，遗留下的虫卵继续孵化，因此灭杀后应注意收集蟑螂尸和卵鞘，集中烧毁。

2. 减少非过敏性危险因素暴露

（1）被动吸烟

被动吸烟是由香烟、烟斗或雪茄燃烧时飘散出来或抽烟时呼出的一种混合烟雾。在许多吸烟的场所中被动吸烟是最常接触到的污染物。抽烟时喷出的烟雾可散发超过 4000 种气体和微粒，大部分这些物质都是很强烈的刺激物。被动吸烟中所含的微粒是很危险的，因为在停止吸烟后，这些微粒仍能在空气中停留数小时，可被人吸入体内，亦可能和氡气的衰变产物混合在一起，吸入后对人体健康造成更大的危害，被动吸烟能诱发哮喘并加重哮喘发作的严重程度。

那么，如何避免受到被动吸烟的影响？应从以下几点着手：

哮喘患儿父母及看护者不应吸烟，或不应在家中及患儿房间内吸烟，更不能在孩子面前吸烟；如果家中有人吸烟，应劝其戒除吸烟的习惯；应打开门窗使空气更流通，但单凭空气流通不足以避免接触到被动吸烟。

(2) 室外空气污染

空气污染是指因人类的生产和生活活动使某种物质进入大气，使大气的化学、物理、生物等方面的特性改变，影响人们的生活、工作，危害人体健康，影响或危害各种生物的生存，直接或间接地损害设备、建筑物等现象。

导致空气污染的原因非常复杂，污染物浓度受许多因素影响。来自固定和流动污染源的人为污染物排放量大小是影响空气质量的最主要因素之一，其中包括车、船、飞机的尾气、企业生产排放、居民生活和取暖、垃圾焚烧等。城市密度、地形地貌和气象条件等也是影响空气质量的重要因素。

空气污染物有：烟尘、总悬浮颗粒物、可吸入悬浮颗粒物（浮尘）、二氧化氮、二氧化硫、一氧化碳、臭氧、挥发性有机化合物等等。许多研究已经证实，空气污染物是诱发小儿哮喘的重要原因。

因此，防治大气污染，控制污染排放是改善空气质量、防止哮喘发作的根本措施。其主要途径有：政府工业合理布局，搞好环境规划；改变能源结构、推广清洁燃料、使用清洁生产工艺、减少污染物排放；强化节能、提高能源利用率、区域集中供暖供热；强化环境监督管理和老污染源的治理，实施总量控制和达标排放；严格控制机动车尾气排放等；植物有过滤各种有毒有害大气污染物和净化空气的功能，大力进行绿化造林是防治大气污染比较经济有效的措施。

空气质量的好坏反映了空气污染程度，它是依据空气中污染物浓度的高低来判断的。人们可根据当地的空气质量每日报告，了解当地的空气污染状况，采取相应的措施（见下表）。

日报表——空气污染指数、空气质量类别与相应的措施

空气污染指数（API）	空气质量状况	表征颜色	对健康的影响	建议采取的措施
0~50	优	（蓝色）	可正常活动	
51~100	良	（青色）		
100~200	轻度污染	（黄色）	易感人群症状有轻度加剧，健康人群出现刺激症状	心脏病和呼吸系统疾病患者应减少体力消耗和户外活动

续表

空气污染指数 API	空气质量状况	表征颜色	对健康的影响	建议采取的措施
200~300	中度污染	（橙色）	心脏病和肺病患者症状明显加剧，运动耐受力降低，健康人群普遍出现症状	老年人和心脏病、肺病患者应留在室内，并减少体力活动
>300	重度污染	（粉红）	健康人群运动耐受力降低，有明显剧烈症状，提前出现某些疾病	老年人和患儿应当留在室内，避免体力消耗，一般人群应避免户外活动

资料来源：国家环保总局

(3) 室内空气污染

专家认为，继"煤烟型"、"光化学烟雾型"污染后，现代人正进入以"室内空气污染"为标志的第三污染时期。调查表明，现代人平均有90%的时间生活和工作在室内，65%的时间在家里。而现代城市中室内空气污染的程度则比室外高出数倍！更令人担忧的是，儿童比成年人更容易受到室内空气污染的危害。

优质的室内环境对每一个人都很重要，尤其是婴幼儿、孕妇及其胎儿和呼吸系统疾病患者，如哮喘患儿。

常见的室内空气污染物有：建筑装修材料中释放出

的甲醛、挥发性有机化合物（VOC）、苯、甲苯、氨和氡气；日用品（如化妆品、杀虫剂、清洁剂等）所含的挥发性有机化合物等。

人们可以采取以下措施改善室内空气质量：

保持家居清洁及干爽，常开窗，保持室内空气流通，尤其是夏季使用空调时，确保室内有足够新鲜空气，定期清洗通风系统，包括滤尘网和管道系统；

避免使用含挥发性有机化合物的日用品，避免居室内存放、使用产生甲醛的物品，如建造物料、家私和室内陈设或其他释出甲醛的产品，特别是用甲醛树脂制成的木压制产品，应将新家私置于户外直至无异味散发后才可搬进室内；

空气净化器可以清除空气中的细小微粒，但它们是否有助于抑制室内空气污染物，目前尚无定论。

如你怀疑身体出现与上述居所、办公室或其他室内环境污染有关的症状，应向医生咨询并向有关机构报告。

（4）感冒

感冒是常见的哮喘诱发因素，绝大多数感冒是由病毒所致，如：鼻病毒、流感病毒、副流感病毒、呼吸道合胞病毒等。单纯病毒性感冒大多为自限性，即需要1

周左右的时间自行恢复。因此，病毒性感冒无需使用抗生素，但如果伴发细菌感染，可以在医师指导下适当使用抗生素。要预防感冒，可考虑在感冒流行季节前接种流感疫苗。一旦患上感冒，可使用对症药物缓解症状。

（5）天气变化

天气对哮喘会有影响。在雨天过后，空气中的霉菌过敏原数量增加，而花粉过敏原数量可能减少。但雨后天晴，艳阳高照时，有些花粉浓度可能会更高。而冬天干燥的冷空气会使呼吸变得困难。

沙尘天气也是重要的哮喘诱发因素。2月到5月是我国北方主要的沙尘天气季节，其中又以3月到4月沙尘天气次数最多、强度最强，沙尘天气造成空气污染有害物主要是可吸入颗粒物、二氧化硫及二氧化氮。在沙尘天气里可吸入颗粒物会大量增加，主要是粉尘（是一种直径小于 $10\mu m$ 的悬浮颗粒），而衡量粉尘是否造成环境污染的标准就是以 $0.15mg/m^3$ 为界线，如果粉尘的日均值超过 $0.15mg/m^3$ 属于轻微污染，容易引发感冒，更严重的会导致哮喘发作，反之就不会造成危害。沙尘天气的到来使空气质量下降，空气中的有害物质粉尘进入呼吸道最容易诱发哮喘。

为此，在户外活动的人们要密切注意早中晚气候变化,及时增减衣物,多喝水;天气变化时有哮喘病史的人群应减少外出,避免受凉,如需外出最好戴上口罩;天气寒冷时可用鼻呼吸,使空气经过加温加湿后再进入肺部,以减少冷空气对气道的刺激;另外,我国各地气象台均发布当地支气管哮喘指数,它是根据各地气象条件的不同给出支气管哮喘不易发作和容易发作及发病程度轻重的等级(见下表),哮喘患者可参考相应的指数级别采取预防措施。

支气管哮喘指数

1级:哮喘不易发生。
2级:哮喘少发或发病较轻。
3级:哮喘发病较多或较重。
4级:哮喘发病多或发病重。较易导致并发症。
5级:哮喘最易复发,发病最重。并易导致并发症如肺气肿等。
如有2天以上雨雪、大雾天气、锋面过境或24小时气压降低1kPa以上,哮喘指数在2~3级时,其级别将上升1级。

二、体育运动

进行适宜的有规律的体育锻炼可以增强体质,尤其可增加肺活量,有助于早日达到哮喘控制,有益于孩子身心健康。

(一)哮喘患儿参加体育运动的原则

鼓励患儿在坚持用药的基础上,加强体育锻炼。观察运动后是否引起咳嗽、喘息和支气管舒张剂的使用情况，根据患儿对运动的耐受程度、峰流速（肺功能）的变化及时调整用药方案。每位哮喘患儿家长应与医师、孩子共同讨论，根据病情严重程度不同、用药情况、年龄、身体状况、个人运动耐受量及喜好来选择适宜的运动项目。

（二）适宜的运动形式、时间和强度

1. 运动形式：体育形式多种多样，适当的体育锻炼，尤其以"间歇性休息的活动"最能帮助哮喘儿童控制自己的呼吸状况。不易诱发哮喘的运动有：步行、跑步，或步行与跑步交替、跳绳、短距离田径运动、游泳、休闲式脚踏车、体操、举重，各种球类运动如棒球、排球、网球、高尔夫球等运动。易诱发哮喘的运动有：赛跑、足球、自行车竞赛、篮球等竞技性运动。

其中游泳是最适宜哮喘患儿的运动项目。资料显示，与其他运动比较，游泳较少引起哮喘患者气道阻塞。主要由于水的密度比空气大数百倍，水越深，对人体的压力越大。在水中运动时，胸腔受到很大的压力，为了保证氧气的供给，呼吸肌不得不发出比在陆地上大得多的力量，这就使得呼吸肌在进行负重练习。同时在水中游泳时，呼吸要与动作节奏配合，不能随意加快，因此要求呼吸时吸气吸得深些，如能坚持经常游泳，能使呼吸肌得到规律训练，对提高肺活量十分有益。规律地、经常性地进行游泳运动，可以改善哮喘患儿的肺功能，增加肺活量，改善哮喘患儿的体质，抑制病情的发展与变化，起到非药物治疗的作用。因此哮喘患儿面对诸多运动形式的选择时，特别提倡有条件者坚持游泳运动。较大患儿可每天游泳1次，每次1～2小时，中间休息数次（以20～30分钟为宜），中间休息时切不可着凉，防止感冒。游泳的具体时间和强度依个人年龄和体质情况而定。

2. 运动时间：哮喘儿童应根据所选运动的个体耐受量和自身喜好来确定运动时间，运动后不应该出现咳嗽、喘息，峰流速值在正常范围，切忌超负荷剧烈运动或强迫长时间运动。建议最好能坚持每天至少活动1次，每次活动时间至少15～30分钟，每周活动时间不少于4～5天，呼吸以小于40～45次/分，心率不超过120～140次/分为宜。

3. 运动强度：因人而异，以运动后不出现疲劳或明显不适为度。如果运动后感觉良好，能保持理想肺功能或峰流速值在正常范围，则表明运动量和运动方式是适宜的。

（三）运动时应注意的主要问题

1. 循序渐进，量力而行：从小的运动量开始，逐渐增加，使运动量在自己的承受能力之内；对于年龄较小者，或中、重度哮喘患者，或有其他严重合并症者，应减少运动强度，避免运动中发生意外，防止过度疲劳。

2. 注意病情变化：运动诱发哮喘（EIA）在儿童哮喘中比较常见，尤其是病情控制不利、用药不规律的患儿。所以应注意运动中或运动后是否出现咳嗽、胸闷或喘息情况。

3. 暂停或暂缓运动：疾病初愈或已有哮喘发作先兆时、急性期或严重哮喘发作时宜暂时不进行运动。

4. 运动场地选择：应注意避免在一些存在诱发哮喘发作因素的场地上运动。在这种环境和状况下可以增加哮喘发作概率，如：灰尘过多的封闭式或空气不流通的体育馆内，尤其是铺地毯或地垫的体育场馆；刚修剪过的草地，或空气中的花粉量偏高的地方；下雨后或梅雨潮湿的树林；空气污染指数偏高的环境；工地附近尘土飞扬的环境；干燥而阴冷的环境（冬天的户外环境）。

（四）运动时出现症状的处理

1. 注意预防运动诱发哮喘：在运动前应该常规采用

峰速仪监测 PEFR，如检测发现 PEFR 值低于个人平日最佳值的 80% 时，或在运动前就已经有任何呼吸困难的先兆，就不应该再去运动，因为此时即使是最轻微的运动，也可能使原有的哮喘症状更加明显和恶化。

2. 哮喘发作时的救治措施：进行运动时应随身携带吸入型速效支气管舒张剂（β_2-受体激动剂）如沙丁胺醇或特布他林气雾剂，以备急用；哮喘患儿及家长应能识别哮喘早期症状及发作表现，学会简单的哮喘急性发作防护知识；运动中如果出现急性哮喘发作，立即停止运动，吸入速效支气管舒张剂（2~5 撤），休息并呼吸新鲜空气。如果 10 分钟后，症状未见改善，哮喘加重，出现持续呼吸困难、嘴唇及指甲发绀、无法说话或走路，PEFR 仍低于个人最佳值的 60%，可再次吸入速效支气管舒张剂（2~5 撤）同时立即去医院急诊治疗。

三、患儿及家长的健康教育

良好的教育管理可起到药物治疗不能达到的哮喘完全控制，显著降低哮喘急性发作的就诊率，有效降低哮喘的发病率和死亡率。在 GINA 方案中哮喘的健康教育是哮喘防治的主要内容之一。5 岁以内儿童的哮喘管理具有一定特殊性，由于 5 岁以内患儿需要父母或其监护人代替患儿本人与医师沟通病情，疾病教育的对象往往并非患儿本人,因此应该根据具体情况对不同年龄的患儿和家长采取不同的教育形式。

(一)教育的形式

1. 患儿教育形式

(1)制作适合儿童观看的卡通片、示意图,让患儿了解哮喘的危害和防治方法;

(2)面对面示范各种吸入装置的使用方法及使用完后的处理;

(3)利用儿童哮喘控制自我评分表,让患儿了解哮喘的控制程度;

(4)教会哮喘患儿随身携带速效 β_2-受体激动剂及在急性发作时的使用方法;

(5)组织哮喘知识竞赛,加深哮喘患儿对哮喘防治的认识与理解。

2. 家长教育形式

(1)通过建立哮喘患儿的社区档案,以社区为单位建立"哮喘患儿之家",开设每次 30~60 分钟,共计三期的哮喘患儿家长培训课程,课程的内容如下:

第一部分(60 分钟):什么是哮喘?孩子为什么会患哮喘?哮喘有何危害性?环境中哪些因素会触发哮喘的急性发作?如何避免哮喘的急性发作?当有哮喘急性

发作的先兆时，如何处理？

第二部分（60分钟）：介绍治疗和预防哮喘的各种药物，如何正确使用储雾罐、气雾剂和峰流速仪，如何保养这些常用的仪器？

第三部分（60分钟）：如何敦促哮喘患儿使用峰流速仪和记哮喘日记？适合哮喘患儿的运动项目有哪些？教会哮喘患儿在学校和公众场合的急救方法。

（2）在社区哮喘门诊循环放映哮喘知识的VCD，对哮喘患儿家长进行儿童哮喘的健康教育。

（3）定期在社区卫生宣教专栏中介绍有关哮喘防治的知识。

（4）在社区哮喘之家的活动中，组织哮喘患儿家长的互动活动，相互介绍哮喘防治的经验。

（5）每年5月第1周的星期二是一年一度的世界哮喘日，在哮喘日宣传每年世界哮喘日的主题，发放哮喘防治的宣传资料。

（二）健康教育的具体内容

1. 哮喘的一般知识：哮喘是儿童时期最常见的慢性疾病，哮喘的本质是一种慢性气道炎症性疾病，表现为反复发作的呼吸困难、喘息、胸闷，伴有哮鸣音，通常在夜间或清晨发作、加重。即使在哮喘非急性发作的时候，哮喘患儿的气道炎症仍然存在，需要长期坚持预防与随访。

2. 自我保健：在哮喘的长期防治中，哮喘患儿及其家长要充分了解诱发哮喘发作的因素，包括呼吸道感染、环境中的过敏原、空气中的刺激物、运动及精神因素，有意识地减少上述因素的影响，减少哮喘的急性发作；充分认识哮喘的个体化治疗原则，鼓励哮喘患儿及其家长记录哮喘日记，与专科医生建立良好的医患关系，共同制订治疗方案，长期随访监测肺功能，达到哮喘的良好控制甚至完全控制。

3. 就医须知：当哮喘患儿出现反复咳嗽、大孩子诉胸闷、活动受限，或每日的最大呼气峰流速变异率大于20%时，哮喘患儿家长要充分认识到患儿可能出现哮喘的急性发作，应给予沙丁胺醇等速效 β_2-受体激动剂等控制病情进展。教育患儿及其家长在症状加重不能控制时，应及时送患儿到医院就诊，以免贻误治疗。

4. 哮喘治疗时应该注意的问题：通过 VCD、面对面示范、示范图等方式教会哮喘患儿及其家长正确掌握吸入糖皮质激素及储雾器的应用方法，了解药物可能出现的副作用，通过使用后漱口等方式降低鹅口疮及声音嘶哑的发生率。

5. 哮喘防治目标与预后：充分认识到经过规范化治疗，大多数哮喘患儿可以达到哮喘的良好控制，甚至完全控制，鼓励哮喘患儿及其家长共同努力达到哮喘最佳控制状态：最少或无哮喘症状、最少或无哮喘加重、最少或无需使用 β_2-受体激动剂、肺功能正常、无活动受限、最少或无药物副作用。

四、哮喘患儿的日常护理

（一）护理内容

积极有效地防治呼吸道感染；天气变化的冷暖护理；居住环境避免接触刺激性味道和避免饲养宠物；饮食调理；心理护理。

（二）具体措施

1. 预防呼吸道感染：

（1）加强体格锻炼，避免过度疲劳，保证充分睡眠；

（2）呼吸道传染病流行期间，少出入公共场所，适时戴口罩，避免与呼吸道患儿接触，以防病毒感染，勤洗手，避免感冒；

（3）消除病灶，如鼻窦炎、扁桃体炎、中耳炎、龋齿；

（4）做好疫苗接种，遵守适时免疫接种程序；

> 适时免疫接种程序和对象

卫生部最新修订的国家免疫规划疫苗儿童免疫程序为:

疫 苗	接种月(年)龄	接种剂次
乙肝疫苗	0、1、6月龄	3
卡介苗	出生时	1
脊灰疫苗	2、3、4月龄,4岁	4
百白破疫苗	3、4、5月龄,18~24月龄	4
白破疫苗	6岁	1
麻腮风疫苗	8月龄,18~24月龄	2
乙脑减毒活疫苗	8月龄、2岁	2
A群流脑疫苗	6~18月龄,间隔3个月	2
A+C流脑疫苗	3岁、6岁	2
甲肝减毒活疫苗	18月龄	1

注:百白破疫苗的接种由无细胞百白破疫苗取代全细胞百白破疫苗;麻腮风疫苗的接种在取代麻疹疫苗的过渡阶段(即供应量不足时),第一剂使用麻腮风疫苗或麻-风疫苗,第2剂使用麻腮风疫苗或麻腮疫苗。

> 不能接种的对象

①急性传染病、发热和正在患病的患儿的免疫接种应该延迟,但不是疫苗接种的禁忌证;②过敏性体质:哮喘急性发作期、重症荨麻疹、湿疹,但不是绝对禁忌,除非有对疫苗的成分如鸡蛋、微量青霉素等高度敏感的病史,另外文献报道,哮喘的控制用药不会影响和

干扰计划免疫接种，如为过敏体质，暂不用；③严重慢性病：活动性肺结核、化脓性皮肤病、心肝肾病、有癫痫或惊厥史。

根据中华人民共和国药典第三部，部分疫苗的接种禁忌如下：

疫苗名称	禁忌
皮内注射用卡介苗	1. 患结核病、急性传染病、肾炎、心脏病者。2. 患湿疹或其他皮肤病者。3. 患免疫缺陷症者。
重组乙型肝炎疫苗（酵母）	1. 发热、患急性或慢性严重疾病者。2. 对酵母成分过敏者。
脊髓灰质炎减毒活疫苗糖丸（人二倍体细胞）	1. 发热、患急性传染病者。2. 患免疫缺陷症、接受免疫抑制剂治疗者。3. 妊娠妇女。
吸附百白破联合疫苗	1. 有癫痫、神经系统疾病及惊厥史者。2. 急性传染病（包括恢复期）及发热者，暂缓注射。3. 有过敏史者。
吸附白喉破伤风联合疫苗（成人及青少年用）	1. 患严重疾病、发热者。2. 有过敏史者。3. 注射白喉或破伤风类毒素后发生神经系统反应者。
吸附白喉疫苗（成人及青少年用）	1. 患严重疾病、发热者。2. 有过敏史者。3. 注射白喉类毒素后曾发生神经系统反应者。
麻疹减毒活疫苗	1. 患严重疾病、急性或慢性感染、发热者。2. 对鸡蛋有过敏史者。3. 妊娠妇女。
风疹减毒活疫苗（兔肾细胞）	1. 患严重疾病、发热者。2. 有过敏史者。3. 妊娠妇女。

续表

疫苗名称	禁忌
腮腺炎减毒活疫苗	1. 患严重疾病、急性或慢性感染、发热者。2. 对鸡蛋有过敏史者。3. 妊娠妇女。
A群脑膜炎球菌多糖疫苗	1. 有癫痫、惊厥及过敏史者。2. 患脑部疾患、肾病、心脏病及活动性结核者。3. 患急性传染病及发热者。
乙型脑炎减毒活疫苗	1. 发热,患急性传染病、中耳炎、活动性结核或心脏病、肾病及肝病等疾病者。2. 体质衰弱、有过敏史或癫痫史者。3. 先天性免疫缺陷者,近期或正在进行免疫抑制剂治疗者。4. 妊娠妇女。

疫苗带来的好处已众所周知,人们积极要求疫苗接种,偶尔因某种情况暂不能接种时,孩子父母不要为此着急。

(5) 提高机体抵抗力,酌情应用胸腺素、卡介苗多糖核酸、中医中药等或特异性免疫脱敏治疗。

2. 冷暖护理:天气变化较多的季节,室内外温差大,应注意保暖,如春夏适时增减衣物,慎防淋雨受寒,避免受凉。哮喘患儿应减少在寒冷、低温(干燥)季节进行户外活动。

3. 避免接触刺激性味道:减少或避免与灰尘、浓烟和油漆接触,室内尽量少用蚊香、消毒液,厨房内应安装抽油烟机,将烹煮时产生的油烟排到室外,注意炒煮食物时产生的强烈刺激味道,不使用味道刺激的肥皂、洗发液等。

4. 避免饲养宠物:不要养猫、狗、鸟类、兔子等,因为动物的皮屑、唾液、排泄物易引起过敏。如果一定要饲养,应养在室外,或尽量远离室内,并每周给宠物洗澡,以减少过敏原数量,并经常冲洗宠物的寝具。

5. 饮食方面:目前对于食物过敏的预防性治疗,尚无任何方法证实有效,唯有避免服用过敏性食物为上策,并了解食物中的成分或添加物是否含有过敏物质。

(1) 如哮喘发作与进食某些异体蛋白有关,如鱼、虾、蟹、蛋、牛奶等,则尽量避免。

(2) 不应吃含亚硝酸盐类防腐剂的食物,不宜进食刺激性的食物,如辣椒。运动后及病情不稳定时,避免食用冰冻饮料及食物。

(3) 哮喘患儿饮食宜清淡、易消化。

(4) 鼓励母乳喂养至少 4 个月,因母乳含有 SIgA,可增加呼吸道抗感染能力。

(5) 如何选择?发作时如何选择?

➢食物也是过敏原,如牛奶、鸡蛋、鱼、大豆、海鲜类、硬壳类,如花生。高危过敏儿(湿疹、异位皮炎)尽量少用,可喂食水解低过敏原奶粉,将牛奶蛋白质先经过水解,使蛋白质颗粒变小,有效延缓或减少过敏机会。也可吃豆类奶粉。

➢避免过量饮食,保持正常消化。如疑牛奶过敏,可持久煮沸,使蛋白质变性以减少其抗原,若不再出现过敏表现可以饮用;如确实牛奶过敏,应喂食完全水解的奶粉;必要时可用豆浆代替牛奶。

➢如疑对鸡蛋过敏,可单给蛋黄部分(但应注意是否同时存在蛋黄过敏),不吃蛋清。烹调或加热可使大多数食物抗原失去变应原性,或从少量蛋白开始,逐渐加量。

➢患特应性疾病的高危患儿(指父母有过敏性疾病),特别在生后3~6个月,鼓励母乳喂养,且告诉父母不要吸烟、不养宠物,保持室内环境清洁卫生。

➢哮喘饮食应荤素搭配,多吃蔬菜、水果,按需供给。如对牛奶高度过敏的小儿,应仔细阅读食品标签,含有微量牛奶的面包、饼干、冰淇淋等奶制品均不能吃。

6. 心理护理:哮喘可导致心理障碍,年长儿多见。学习紧张、剧烈的情绪刺激、争吵,均会造成哮喘症状恶化,影响治疗计划。可进行心理疏导、安慰、鼓励,避免情绪过度激动。避免对哮喘患儿厌烦、歧视,但也应注意不要过分宠爱。鼓励参加由医院举办的"哮喘之家"的各项活动，相互交流，建立战胜疾病的信心。

第二节　儿童哮喘的药物治疗

对于确诊为哮喘的患儿，要进行长期控制药物的治疗。2006年版GINA强调哮喘治疗管理的最终目标是达到并维持哮喘的临床控制。值得注意的是，在制订和实施长期控制药物治疗方案时，应首先向患儿及家长解释使用药物控制哮喘的重要性，消除患儿家属对长期用药的顾虑，提高患儿用药的依从性及准确性。

患儿在上级医院就诊后转回社区卫生服务机构接受长期病例管理，社区卫生服务机构的医生应首先遵循上级医院的医嘱指导患儿用药。在调整用药时，要根据患儿及本社区的实际情况选择，如果社区医生在调整一次用药后仍存在以下情况：哮喘未达到控制、存在难以忍受的副作用、用药的依从性差、用药准确性明显下降、难以承担的经济费用，应建议并协助患者转诊到上级医院。需要注意的是，哮喘药物治疗方案的调整包括用药剂量的调整、药物种类的改变及联合用药方式的调整。治疗随访过程中注意告诉患者和/或家属以下事项：

1. 哮喘控制程度的个体评估、监测方法及个体化治疗的意义。

2. 所用哮喘长期控制药物和按需使用缓解药物的名称、用法、作用和潜在的副作用。

一、哮喘长期控制和缓解药物的定义、种类和临床应用

哮喘治疗药物分为两大类：长期控制药物和症状缓解药物。

哮喘长期控制药物：为长期每日使用旨在达到并维持哮喘长期控制的药物。有吸入型糖皮质激素、白三烯调节剂和长效支气管舒张剂（长效 β_2-受体激动剂及长效茶碱或缓释茶碱）。

哮喘症状缓解药物：为快速缓解支气管收缩及其伴随的急性症状的药物。有速效吸入型 β_2-受体激动剂、吸入抗胆碱能药物、短效茶碱和口服速效 β_2-受体激动剂、全身用糖皮质激素。

注：长效 β_2-受体激动剂和长效缓释茶碱基本的药理作用是支气管舒张剂，然而，此两类药与吸入激素联合应用时有明显的增强疗效的作用，所以目前将这两类药归在控制药物中，只能与激素联合才可长期使用。

哮喘治疗药物的给药途径包括吸入、口服及胃肠外给药（皮下注射、肌内注射及静脉注射）。吸入疗法的主要优点在于高浓度药物直接输送入气道，因此具有起效快、用药剂量小从而可减少或避免药物的全身副作用等特点。

现有的吸入方法主要有3种形式：加压型定量气雾剂吸入（pMDI）、干粉吸入（DPI）和雾化吸入。临床医生应根据患儿的年龄、哮喘病情严重程度及家庭经济条件等选择合适的吸入装置（见本节四 表1）。在随访过程中，应定期检查患儿吸入方法，确保吸入方法的正确性。

（一）哮喘长期控制药物

1. 吸入型糖皮质激素：吸入型糖皮质激素通过分子结构的改变，与全身使用的糖皮质激素相比具有下列药理学特点：①对激素受体的亲和力高；②局部抗炎症活性高；③肺的摄取和储存量较高（肺/全身比率高）；④口服生物利用度低；⑤肝首过代谢率高。

吸入型糖皮质激素由于具有上述药理学特点，在哮喘的长期预防治疗中已基本取代全身使用糖皮质激素，作为各种持续性哮喘的首选控制药物。研究证实它能有效改善肺功能、降低气道高反应性、控制哮喘症状、降低哮喘发作的频率及严重程度、改善患儿的生活质量；不良反应主要是口咽部白色念珠菌感染、口咽炎、声音嘶哑，如大剂量吸入可产生口服激素的副作用。

常用吸入型糖皮质激素（ICS）：

二丙酸倍氯米松（BDP）

布地奈德（BUD）

丙酸氟替卡松（FP）

2. 白三烯调节剂

白三烯（leukotrienes，LTs）是花生四烯酸在5-脂氧酶作用下的代谢产物，是哮喘发病过程中的重要炎症介质，临床研究证实白三烯调节剂具有一定的支气管舒张作用及抗气道炎症作用，主要用于轻度持续性哮喘或运动性哮喘的长期控制治疗。对于中、重度哮喘患儿可以在吸入糖皮质激素基础上联合用药，减少激素吸入剂量。同时可用于部分吸入皮质激素有困难或家长拒绝使用吸入激素的患儿。

白三烯调节剂的最大优点是使用方便，口服给药，每日用药1次，可提高用药依从性。白三烯调节剂安全性好，不良反应很少。主要不良反应是胃肠道症状，少数有皮疹、血管性水肿、转氨酶升高，停药后可恢复正常。

常用药物：

孟鲁司特（montelukast）

扎鲁司特（zafirlukast）

3. 长效 β_2-受体激动剂

如将此类药物作为哮喘长期控制药物，必须与吸入激素联合应用。药物副作用包括肌肉痉挛或震颤、头痛、心率加快、心律失常、低钾血症等。吸入用药上述副作用少见，而口服用药较易出现不良反应。

（1）吸入型长效 β_2-受体激动剂

长效吸入型 β_2-受体激动剂作为吸入皮质激素的联合用药，能更有效地控制哮喘症状、改善肺功能、减少哮喘恶化次数及减少速效吸入型 β_2-受体激动剂的使用次数，其疗效优于单独增加 2 倍或以上吸入皮质激素剂量。目前临床应用的长效吸入型 β_2-受体激动剂主要有福莫特罗和沙美特罗，吸入福莫特罗起效快（3分钟），可用于缓解哮喘急性发作；沙美特罗起效较慢（10～20分钟），不能用于缓解哮喘急性发作，哮喘急性发作时应该按需吸入速效 β_2-受体激动剂。

吸入型长效 β_2-受体激动剂和吸入型糖皮质激素放在同一装置中的药物：

沙美特罗/氟替卡松（F/S）

福莫特罗/布地奈德（B/F）

（2）口服型长效 β_2-受体激动剂

该类药物有助于控制夜间哮喘症状,对于吸入 β_2-受体激动剂有困难(尤其是婴幼儿)或买不到吸入型制剂或吸入常规剂量皮质激素而未能有效控制夜间症状时可作为联合用药,其疗效相当于或低于长效吸入型 β_2-受体激动剂,而较吸入用药更易出现全身副作用。

常用药物:

盐酸丙卡特罗

沙丁胺醇长效缓释制剂

班布特罗

福莫特罗

4. 长效缓释茶碱类药物

如将此类药物作为哮喘长期控制药物,长期服用时应与吸入激素联合应用。

茶碱虽然为支气管舒张剂,但低剂量茶碱(血药浓度:5~10 mg/L)有轻度抗哮喘气道炎症作用,长效缓释茶碱由于作用时间延长,可用作哮喘控制药。长效缓释茶碱能有效控制哮喘症状及改善肺功能,尤其能有效控制长期抗炎治疗基础上仍出现的夜间哮喘症状。(短效茶碱由于作用时间短,不建议作为哮喘长期预防用药,可作为缓解药物使用。)

茶碱的副作用与血药浓度明显相关,血药浓度

＜15mg/L时一般无明显的毒副作用，而血药浓度较高时则出现明显毒副作用，甚至可致死。茶碱的不良反应包括胃肠道症状（食欲下降、便秘、恶心、呕吐、腹痛、腹泻，胃出血偶见）、头痛、心血管系统症状（心动过速、心律失常、血压下降）、失眠，严重者可引起抽搐乃至死亡。增加茶碱代谢速度的因素包括：吸烟、妊娠、高蛋白饮食、甲亢或合用苯妥英钠、苯巴比妥、卡马西平、抗结核药等。

（二）哮喘症状缓解药物

此类药物可快速缓解支气管收缩，解除平滑肌痉挛和由此产生的咳嗽、喘息、胸闷、气短等哮喘急性症状。

1. 吸入型速效 β_2-受体激动剂

是哮喘急性发作的首选快速缓解药物，雾化吸入速效 β_2-受体激动剂溶液或用储雾罐吸入速效 β_2-受体激动剂气雾剂均可起到快速缓解哮喘症状的作用。在哮喘急性发作时，第1小时内可根据症状缓解程度，在密切观察患儿副作用的情况下，每20分钟吸入速效 β_2-受体激动剂1次。

常用药物：

沙丁胺醇气雾剂（100微克/喷；200喷）；雾化溶

液（5mg/ml；20ml）

硫酸特布他林雾化溶液（5mg：2ml）；硫酸特布他林片。

盐酸班布特罗气雾剂（0.25毫克/喷；200喷）

2. 吸入抗胆碱能药物

和吸入型速效 β_2-受体激动剂联合应用，可以延长支气管舒张时间，减少副作用。

常用药物：

异丙托溴铵气雾剂（20微克/喷；200喷）；雾化溶液（500μg：2ml）

3. 短效茶碱

口服短效氨茶碱；每次5mg/kg，每8小时一次。

二、哮喘长期治疗方案

（一）起始治疗方案

用于已经明确诊断为哮喘，但没有规范使用控制药物治疗的患儿或停药后哮喘复发的患儿。

1. 吸入型糖皮质激素方案（首选）：

单独吸入糖皮质激素：≤400μg/d 的布地奈德或其他等效价的吸入型糖皮质激素进行初始治疗。

（1）6岁或以上哮喘儿童如能正确掌握干粉吸入装置（DPI）使用方法者：

布地奈德粉吸入剂（100微克/吸）早、晚各2吸；

（2）6岁以下儿童或6岁以上但无法正确掌握干粉吸入装置使用方法者：

选用吸入激素定量气雾剂（MDI）＋储雾罐吸入：布地奈德（BUD）气雾剂（200微克/喷）或丙酸氟替卡松（FP）气雾剂（125微克/喷）早、晚各1喷。

2. 口服白三烯调节剂（次选）：

单独口服白三烯调节剂。孟鲁司特每晚1次。具体用药方案见本节四表2。

3. 口服长效缓释茶碱（备选）：

对经济条件无法负担长期吸入糖皮质激素或尚未有相应药物供应的社区卫生服务中心，可采用口服长效缓释茶碱作为哮喘长期控制药物。长效缓释茶碱推荐剂量为每天10mg/kg，分早、晚2次口服。长效缓释茶碱种类、剂型及用法见本节四表2。

（二）升级治疗方案

用于正在规范使用长期控制药物治疗，但因为各种原因使哮喘未达到完全控制的患儿。具体升级治疗方案取决于目前的治疗方案、患儿年龄及家庭经济能力等。在社区进一步升级治疗后病情仍得不到控制者，应尽快转至上级医院。

1. 目前以吸入型糖皮质激素作为长期控制药物治疗的患儿：

(1) 方案 A：将目前吸入型激素的剂量增加 1 吸。

(2) 方案 B：维持目前吸入激素的剂量，加吸长效吸入型 β_2-受体激动剂（LABA），具体方法：换用沙美特罗氟替卡松剂型（50/100μg）每次 1 吸，早、晚各 1 次。

(3) 方案 C：维持目前吸入激素的剂量，加口服白三烯调节剂，每晚 1 片。

(4) 方案 D：维持目前吸入激素的剂量，加口服长效缓释茶碱，每天 10mg/kg，分早、晚 2 次口服。

2. 目前以口服白三烯调节剂作为长期控制药物治疗的患儿：

转换为起始治疗方案中的吸入型糖皮质激素方案（具体见起始治疗方案 1）。

（三）降级治疗方案

用于已规范使用长期控制药物治疗并已达到良好控制的哮喘儿童，用控制药物治疗达到控制并维持控制至少 3 个月的哮喘儿童，药物治疗方案可以降级。

(1) 方案 A：将目前吸入药物（激素，或者激素＋LABA 制剂）的剂量减少 1 吸（当吸入激素＋LABA 制剂减至只有1吸/天时，可单独吸入激素1吸/天)。

(2) 方案 B：吸入激素加口服白三烯调节剂治疗的患儿，撤除白三烯调节剂。

(3) 方案 C：吸入激素加口服长效缓释茶碱的患儿，撤除口服长效缓释茶碱。

若患者已减至最低剂量维持治疗，哮喘达到完全控制1年，并且哮喘症状不再反复发作，可考虑停用药物治疗。

三、急性发作的治疗方案

哮喘患儿在用任何方案时，一旦发生哮喘急性加重或急性发作时应按哮喘急性加重或急性发作的治疗方案进行应急处理（见本手册相关内容）。

四、各类抗哮喘药物及吸入装置选用的临床参考

表1 不同年龄儿童吸入装置的选择

年龄	首选吸入装置	其他选择
<4岁	MDI＋带面罩储雾罐	雾化吸入＋面罩
4~6岁	MDI＋储雾罐	雾化吸入
>6岁	DPI、呼吸启动MDI或MDI＋储雾罐	雾化吸入

表2 儿童常用哮喘治疗药物

药物种类/名称	常用剂量	适应证	副作用	注意事项
吸入型糖皮质激素				
氟替卡松气雾剂	低 100~200μg/d 中 200~500μg/d 高 >500μg/d	• 各年龄每日维持治疗，开始剂量取决于哮喘控制水平，每日1~2次吸入，达到控制3个月后减半量维持	• 大剂量使用可能引起皮肤变薄、易挫伤，肾上腺功能抑制早见 • 低中剂量可能产生轻微生长发育延迟或抑制（平均1cm），达到预计成人身高不受影响 • 局部副作用有声嘶皮口腔白色念珠菌感染	• 气雾剂治疗的儿童常使用带活瓣的储雾器，以增加药物在气道的沉积量 • 使用储雾器和吸入糖皮质激素后漱口能降低口腔念珠菌感染 • 使用雾化溶液应避免药液入眼，雾化后洗脸
布地奈德气雾剂	低 100~200μg/d 中 200~400μg/d 高 >400μg/d	• 起始低剂量—轻度持续；起始中剂量—中度持续；起始高剂量—重度持续		
布地奈德粉吸入剂	低 100~200μg/d 中 200~400μg/d 高 >400μg/d	• 能掌握干粉吸入剂者每日维持治疗（通常6岁以上），开始剂量取决于哮喘控制水平，每日1~2次吸入，达到控制3个月后减半量维持		
布地奈德雾化悬液	低 250~500μg/d 中 500~1000μg/d 高 >1000μg/d	• 各年龄急性发作期治疗，以中-高剂量每日1~2次吸入 • 不能掌握手动型吸入剂型哮喘儿每日维持治疗，开始剂量取决于哮喘控制水平（同上），每日1~2次吸入，达到控制3个月后减半量维持		

续表

药物种类/名称	常用剂量	适应证	副作用	注意事项
吸入型糖皮质激素和长效β₂-受体激动剂联合粉吸入剂				
沙美特罗替卡松	• 50/100μg bid • 50/250μg bid	• 4岁以上中重度持续哮喘联合治疗，起始剂量取决于哮喘控制水平	• 同单独成分的吸入糖皮质激素和β₂-受体激动剂	• 对中重度持续哮喘联合治疗效果优于加倍吸入激素剂量
布地奈德福莫特罗	• 80/4.5μg bid • 160/4.5μg bid			
口服糖皮质激素				
泼尼松	1 1mg/(kg·d)，最大不超过30mg/d	• 哮喘急性加重患儿3～5天冲击治疗 • 重度持续哮喘吸入大剂量激素治疗无效患者	• 下丘脑-垂体-肾上腺轴抑制（但3～5天短期治疗副作用少见）	• 伴结核、寄生虫感染、免疫缺陷、糖尿病、佝偻病、消化性溃疡患者应慎用并密切随访，可立即停药
白三烯调节剂				
孟鲁司特	5mg qd(6～14岁) 4mg qd(2～5岁)	• 轻度持续哮喘每日维持治疗 • 与吸入糖皮质激素联合治疗中重度持续哮喘 • 运动诱发哮喘治疗	• 使用推荐剂量无特殊副作用，可能出现腹痛和头痛	• 睡前服用

续表

药物种类/名称	常用剂量	适应证	副作用	注意事项
吸入型速效β₂-受体激动剂				
沙丁胺醇气雾剂	•400~800μg q2~4h •100~200μg prn	•各年龄哮喘急性发作 •运动前预防哮喘发作	•心动过速、焦虑、骨骼肌震颤、头痛、低血钾 •在不使用激素情况下，可增加严重哮喘发作及哮喘致死危险	•急性发作首选 •气雾剂治疗应使用储雾器 •在吸入激素前5min应用 •过量应用(≥1~2支/月)说明哮喘控制不佳甚至可能严重发作致死，应转诊
沙丁胺醇雾化溶液	0.05mg/kg 第1小时 q20min×3 0.5%雾化液用量 1~4岁 0.25ml 4~8岁 0.5ml 8~12岁 0.75ml >12岁 1ml 补生理盐水至2ml	各年龄哮喘急性发作		
口服长效β₂-受体激动剂				
丙卡特罗	12.5μg q12h	各年龄缓解哮喘症状	同吸入型速效β₂-受体激动剂	
沙丁胺醇缓释剂	4mg q12h	4岁以上缓解哮喘症状		

65

续表

药物种类／名称	常用剂量	适应证	副作用	注意事项
茶碱类				
氨茶碱	6～10mg/(kg·d)，分3～4次服用	轻中度哮喘发作和维持治疗（与糖皮质激素和抗胆碱药联用有协同作用）	• 恶心、呕吐、头痛 • 血药浓度高时：抽搐、心动过速、心律不齐 • 与β₂-受体激动剂联合应用时易诱发心律失常，应慎用	• 缓释茶碱不适合急性发作期治疗 • 作为每日维持治疗应用2周以上需监测茶碱血药浓度
茶碱缓释剂	6～10mg/(kg·d)，分1～2次口服	慢性持续哮喘每日维持治疗（与糖皮质激素和抗胆碱药联用有协同作用）		
吸入抗胆碱药物				
异丙托溴铵雾化液	250～500μg，雾化吸入（与沙丁胺醇联合雾化）	各年龄哮喘急性发作	轻微口干或口苦感	对β₂-受体激动剂有叠加平喘效果
抗组胺类				
酮替芬	1mg bid	预防哮喘发作	镇静、头晕、嗜睡、疲倦、口干等	酮替芬兼有稳定肥大细胞膜的作用
氯雷他定	30kg以下：5 mg qd；大于30kg：10mg qd；12岁以上：10mg qd	缓解过敏有关症状，如喷嚏、流涕、鼻痒、眼痒及烧灼感。常用于一代抗组胺药物		
西替利嗪	10mg qd； 2～6岁0.5ml qd； 6岁以上1ml qd.	用于呼吸系统、皮肤和眼睛的过敏性疾病		

第三节 哮喘急性发作的识别及社区处理

一、哮喘急性发作的识别

（一）哮喘急性发作的概念

哮喘急性发作是指气促、咳嗽、喘息、胸闷等症状突然发生，常因接触过敏原等刺激物或感冒治疗不规范等所致，以呼气流量降低为特征。发病病程长短不一，程度轻重不一，病情可在数小时或数天内加重，偶尔可在数分钟之内即危及生命。哮喘急性发作（或哮喘急性加重恶化）可以是一次急性起病过程，也可表现为在慢性持续症状基础上短时间内某一症状或数个症状加重。

（二）病史、查体、基本检查

1. 症状：呼吸急促、咳嗽、喘息、胸闷中某一症状或某些症状进行性加重

2. 体征

➢使用辅助呼吸肌（三凹征，婴幼儿有鼻翼扇动）

➢听诊肺部响亮哮鸣音和呼气相延长；极度衰弱时呼吸音"遥远"反而听不到喘鸣

➢呼吸频率增快

➢5岁 RR>30次/分，1~5岁 RR>40次/分，<1

岁 RR>50 次/分

➤脉搏增快

婴儿>160 次/分，1~2 岁儿童>120 次/分，2~8 岁儿童>110 次/分

3. 辅助检查

➤呼气流速峰值测定（>6 岁）：PEFR 低于个人最佳值或正常参考值的 80% 为中度或中度以上发作，轻度发作 PEFR 大多正常

➤氧饱和度测定：低于 95% 为中度或中度以上发作，轻度发作氧饱和度多正常

（三）哮喘高危因素评估

有以下高危因素者属于哮喘相关死亡高危人群，在发作早期即应给予更密切的关注，加强治疗，及时转诊。

1. 有致死性哮喘发作病史（需气管插管和机械通气治疗）

2. 在过去一年中有 1 次因哮喘住院或急诊就诊

3. 因哮喘而有过气管插管者

4. 目前正在使用或最近停止口服糖皮质激素

5. 目前未规范治疗者

6. 过度依靠速效吸入型 β_2-受体激动剂，尤其是每

月使用沙丁胺醇（或同类药物）超过1支

7. 有心理疾病或心理-社会问题，包括使用镇静剂

8. 有不依从哮喘治疗计划的病史

二、哮喘急性发作患儿的处理

哮喘急性发作患儿到社区卫生服务机构就诊时，社区卫生服务机构应立即进行病情评估，并同时给予支气管舒张剂吸入治疗。当吸入支气管舒张剂后，根据患儿病情严重程度和对支气管舒张剂的反应，按照哮喘识别标准再次对患儿进行病情严重程度的评估，并决定下一步处理。

（一）社区的紧急处理

1. 吸入速效 β_2-受体激动剂

（1）首选雾化吸入：将速效 β_2-受体激动剂溶液（沙丁胺醇雾化溶液）加入射流式雾化罐中，以氧气作为驱动气流（要求氧气流量 6~8L/min）雾化吸入治疗。

雾化吸入以下任何一种药物，溶液的剂量如下：

➢ 0.5%沙丁胺醇雾化溶液 0.25~1ml（1.25~5mg）

➢ 0.25%万托林雾化溶液 2~4ml（5~10mg）

➢ 以上两种中的任一种联合 0.025% 溴化异丙托品雾化溶液 1ml（250μg）雾化吸入，以加强支气管舒张

效应

药物用法举例如下：

①沙丁胺醇雾化溶液的配制：

年龄（岁）	0.5%沙丁胺醇（ml）	生理盐水（ml）
0～4	0.25	1.75
4～8	0.5	1.5
8～12	0.75	1.25
>12	1.0	1.0

②沙丁胺醇加溴化异丙托品雾化溶液的配制：

年龄（岁）	0.5%特布他林溶液（沙丁胺醇）(ml)	0.025%爱全乐溶液（溴化异丙托品）(ml)	生理盐水(ml)
1～4	0.25	0.5	1.25
4～8	0.5	1.0	0.5
8～12	0.75	1.5	0
>12	1.0	2.0	0

（2）次选压力型定量气雾剂（pMDI）加储雾罐吸药：

在无雾化吸入条件的情况下，可采用沙丁胺醇气雾剂经储雾罐（spacer）吸入，每次单剂喷药连用5喷，可每隔20分钟重复1～2喷。

2. 吸氧：用密闭面罩或双鼻导管提供高浓度湿化氧

气，吸氧浓度40%，流量4~5L/min（在脉搏血氧仪监测条件下可测定氧饱和度，以维持氧饱和度≥95%）

3. 全身激素治疗（以下任何一种）

➢口服泼尼松片1~2mg/kg（总量<30mg）

➢静脉注射甲泼尼龙1~2mg/kg

➢静脉注射琥珀酸氢化可的松4~8mg/kg

（二）初始治疗后再评估和处理

哮喘急性发作患儿吸入支气管舒张剂10~30分钟后观察辅助呼吸肌使用和肺部听诊情况的变化（有条件者监测氧饱和度）。

如果喘憋症状明显改善，肺部喘鸣音消失，PEFR上升，达到个人最佳值的80%，则表明病情好转，继续社区相应治疗（见流程图及说明）。

有高危因素者，经过上述处理后也应迅速转诊至上级医院。如病情无改善，转诊至上级医院。

（三）对哮喘重度和极重度发作

在给予吸氧、吸入速效β_2-受体激动剂和全身激素的初始治疗同时直接转诊至有急诊监护条件的上级医院。

第四节 哮喘合并其他疾病的治疗原则

哮喘是儿童最常见的慢性呼吸道疾病。哮喘患儿呼吸道敏感，有些哮喘未控制的患儿呼吸道抵抗力极低，往往比其他儿童更易合并呼吸道感染；由于很多哮喘患儿存在过敏状态，所以患儿也多同时合并其他系统的过敏性疾病。社区医生在管理治疗哮喘的同时，要了解和识别这些相关的合并症，并对这些相关合并症给予相应的处理。我们建议对于有合并症的哮喘患儿，社区医生首先要使其转诊到上级医院进行系统全面的检查及诊断治疗，并参考上级医院的医嘱对患儿进行管理。以下列出合并症的临床特征和药物治疗原则，以供参考。

一、哮喘合并呼吸道感染

哮喘儿童由于存在气道高反应性，更容易出现呼吸道感染，在喘息的同时可存在急性上呼吸道感染、急性气管炎、支气管炎甚至肺炎。

哮喘合并肺炎的诊断：哮喘患儿出现肺炎的合并症时，咳喘病情常常迁延不愈甚至加重，出现发热甚至高热，咳喘症状明显，可出现胸闷、呼吸困难，体检时可见到患儿出现三凹征，叩诊两肺呈鼓音，心浊音界缩小，两肺可闻及喘鸣音及中小水泡音。细菌性肺炎血白细胞总数和中性多形核细胞可增多。胸部X线检查：有肺部浸润并同时有肺气肿，发生其他合并症时可出现不同征象，如气胸、脓气胸、纵隔气肿、肺大疱、张力性气胸等。

哮喘合并肺炎的治疗原则：在治疗上除按哮喘控制方案治疗外，还要积极查找病原体，并给予积极有效的抗感染、止咳祛痰等对症治疗。

1. 积极控制感染：遵照医嘱，选择有效的抗菌药物治疗。

常用药物有：青霉素、二代以及二代以上头孢菌素、红霉素、阿奇霉素等。疗程根据病情，一般5～10天。治疗无效时，也可以选用患儿少用或未用过的药物，如麦迪霉素、螺旋霉素。在急性感染控制后，及时停用抗菌药物，以免长期应用引起副作用。一般肺炎勿用链霉素、卡那霉素，慎用庆大霉素。病毒性肺炎可用抗病毒药物如利巴韦林等。

2. 止咳平喘、促进排痰：急性期患儿在使用抗菌药物的同时，应用镇咳、祛痰药物。帮助危重患儿定时变换体位，轻轻按摩患儿胸背，可促使痰液排出。

3. 哮喘合并肺炎的治疗上应注意：

(1) 激素的应用：在严重喘息发作的患儿可以使用静脉或口服激素，但要注意疗程不要太长，一般不超过7天，病情一旦好转尽快停用静脉及口服激素，可选用吸入激素治疗且疗程可延长。

(2) 在使用氨茶碱类药物缓解喘息、舒张气道的同时应用红霉素类抗生素，要注意药物的相互作用，茶碱类药物的剂量要适当减少，一般可使用计算剂量的2/3～3/4。

(3) 对无力咳痰的患儿或痰量较多的患儿，应以祛痰为主，不宜选用强烈镇咳药，如异丙嗪、吗啡类药物，以免抑制咳嗽中枢，加重呼吸道炎症，导致病情恶化。

二、哮喘合并过敏性鼻炎

在哮喘儿童就诊时，发作同时伴有过敏性鼻炎者比例较大，有70%～90%的哮喘患儿并发过敏性鼻炎，症状可轻可重；另外约50%的过敏性鼻炎患儿伴发哮喘，其中80%过敏性鼻炎的发作先于哮喘。

在过敏性鼻炎发作期间，一些患儿表现出气道反应性增高，气道反应性的高低和哮喘发作的轻重关系密切，即使哮喘不发作，肺功能正常，但仍有哮喘发作的潜在危险。因此在哮喘防治中，不能局限于哮喘本身，必须同时采取积极的措施治疗伴发疾病。

所以在哮喘患儿就诊或随访时,要询问患儿是否有鼻炎的症状,如鼻痒、鼻塞、打喷嚏、流鼻涕迁延不愈(常常症状出现的时间大于1个月,甚至几个月,有时症状的出现与季节有关)。对于那些给予哮喘规范化治疗仍有咳嗽症状的患儿尤其要注意其是否存在过敏性鼻炎。

治疗原则:①避免吸入过敏原;②应用适当的药物,包括口服抗组胺 H_1-受体药物以及局部鼻用激素治疗;③脱敏治疗;④如有鼻窦炎、腺样体肥大以及鼻息肉等,可寻求五官科协助治疗。

1. 避免过敏原的吸入:例如对花粉过敏者在发病季节应避免去园林或野外;对灰尘过敏者扫地时应戴口罩;对尘螨过敏者宜用吸尘器扫床等。有条件的家庭在发病季节卧室内使用空气过滤器并紧闭窗门,但患儿不在室内时,注意开窗通风等。

2. 对症药物治疗:患儿在发作期宜口服抗组胺 H_1 受体药物,常用的有氯雷他啶(开瑞坦)、西替利嗪和氯苯那敏等。它们还有一定的镇静和抗胆碱作用。为减轻发病时的鼻黏膜肿胀与阻塞,也可少量应用交感神经 α-受体兴奋剂局部滴入以收缩血管。最常用的为 1% 麻黄碱或0.5%呋喃西林麻黄碱，症状明显时每日用1～4次，每次2～4滴，用药时间不应超过7天。

口服泼尼松每日10～20mg足以控制大多数症状，但由于其副作用，仅适用于少数重症患儿。局部应用的倍氯米松（beclomethasone）气雾剂（伯克纳）、雷诺考特鼻喷雾剂、辅舒良、内舒拿等鼻用激素，常对大多数患儿效果良好而无全身性激素副作用。

3. 脱敏治疗：由于本病的本质是Ⅰ型变态反应在鼻部的表现，因此可以酌情选用过敏原脱敏治疗，近年来已经在一些有明确过敏原的过敏性鼻炎患者中应用，取得了较好的疗效，和吸入性过敏原导致哮喘一样，对找到明确吸入性过敏原或合并有哮喘的患者，可尝试此疗法。

4. 五官科会诊：如患儿鼻炎症状较重或经过治疗后鼻炎症状仍不缓解，要考虑到不单单是过敏性鼻炎，而有其他鼻部疾病的可能，如鼻窦炎、腺样体肥大以及鼻息肉等，可以寻求五官科协助诊断治疗，拍鼻瓦氏位片、鼻咽正侧位片甚至头颅CT片，做鼻镜、纤维鼻镜等检查。

三、哮喘合并湿疹

哮喘与湿疹有很密切的关系，经过大量的流行病学调查发现，患喘息性支气管炎（很可能就是哮喘的早期发作）的儿童，如在哺乳期患过婴儿湿疹，则将来发展为哮喘的可能性比无此病史的儿童要高很多。患婴儿湿疹的小儿多为过敏体质，所以在诊断哮喘时，应重视婴儿湿疹的病史。

湿疹常出现在口周、眼周、颈部、肘窝、腋窝、腘窝等部位，常迁延不愈而呈现慢性湿疹、皲裂等表现，查体时要注意检查这些部位。

湿疹的治疗：

1. 避免接触刺激物和过敏原：患婴儿湿疹最常见的原因是对牛奶鸡蛋等过敏，在减少牛奶鸡蛋的摄入量以及停用此类食物后湿疹常常明显好转。家长要留意患儿对哪些刺激物和过敏原有过敏反应，包括化学物质、食物、植物、动物、空气、羊毛或香水等，避免接触有机会导致过敏的刺激物，减低其带给皮肤的刺激。

2. 湿疹的药物治疗：目前治疗湿疹的方法大致可分为外用及内服药物两种。

（1）含激素的外用药膏：类固醇乳霜和软膏能有效地控制皮肤发炎，所以多年来广泛用于治疗特应性皮炎（湿疹）和其他自身免疫性疾病。类固醇药物有多种类型，应根据患儿的年龄、治疗的皮肤部位、疾病的严重性，来决定哪一种药物（乳霜或软膏）的治疗最为有效。激素使用不当或长期使用会有不同程度的副作用，例如使皮肤变薄、皮肤抵抗力变弱及易受细菌感染、皮肤上易产生扩张痕或暗疮等。

（2）不含激素的外用药膏：第一代非类固醇的外用药物称"局部免疫调节剂"，如他克莫司软膏；适用于2岁及以上的患儿。这种新的免疫调节药物不但能有效控制炎症，而且因不含激素而不会产生皮肤变薄等副作用，故能保持皮肤肌理，但有部分患者在使用后的数天会出现灼热或瘙痒的表现，但会随着病情的改善而逐渐消失。另外，祛湿洗剂、肤乐霜等中药制剂对婴幼儿湿疹的治疗效果也很显著。

（3）全身用糖皮质激素：对于一些情况特别严重的特应性皮炎（湿疹）患儿，若局部应用类固醇效果欠佳，最常用的口服类固醇是泼尼松，长期应用通常会有副作用，如皮肤损害、骨质疏松、高血压、高血糖、感染和白内障等，所以一般只适用于严重的特应性皮炎（湿疹）或有抗药性的情况，并只给患儿短期服用（3～5天）。

（4）抗生素：抗生素可分为口服和外涂药膏两种，但口服抗生素通常有效。如湿疹复发甚至皮肤有细菌感染，医生应根据情况给予抗生素治疗。

（5）抗组织胺药：抗组织胺药能减轻皮肤瘙痒程度。第一代抗组织胺药会令人嗜睡，可在睡前服用，帮助睡眠及减少患者晚间搔抓患处。

（6）其他：适当护肤亦是有效控制特应性皮炎（湿疹）的方法之一。洗澡后应让皮肤自然风干，或用毛巾轻轻拭干，避免用力摩擦。平时应经常涂保湿软膏或乳霜以保存及锁住皮肤的水分，防止肌肤变干。

第五节 双向转诊

社区卫生服务机构应与所在区域的上级医院建立安全、畅通的双向转诊渠道和机制，以方便哮喘患儿及时获得专科医疗服务，避免延误病情；同时应确保在上级医院经治疗好转的哮喘患儿顺利转回社区卫生服务机构，从而减轻上级医院的压力和患儿的就医负担。

一、转诊原则

1. 确保患者的安全和有效治疗
2. 尽量减轻患者的经济负担
3. 最大限度地发挥社区医生和专科医生各自的优势和协同作用

二、转出指征（从社区卫生服务机构转至上级医院）

（一）哮喘急性发作

1. 立即转诊

根据哮喘发作病情评估标准，初始评估为重度发作（6岁以上PEFR低于60%），在社区进行吸氧、吸入速效β_2-受体激动剂、口服激素同时立即转诊上级医院。转诊过程中使用压力型定量气雾剂（pMDI）经储雾罐吸药，每次单剂喷药连用4～5喷，1～2小时内需要6～10喷，最多不超过12喷。

2. 经紧急治疗后再评估转诊

治疗前评估为中度，对（吸氧＋吸入速效β_2-受体激动剂）反应不佳或反应差，再评估病情仍为中或重度（6岁以上PEFR为60%～80%或更低），给予口服激素（口服困难者，静注激素或肌注激素）同时转诊上级医院。

（二）随访患者有慢性控制不良情况

1. 未控制：根据随访病史和查体、C-ACT，6岁以上测PEFR，评价属未控制病例，在3日内转诊至上级医院重新制订控制治疗方案。

2. 部分控制：部分控制患者在社区经过1次升级治疗处理后2周内仍未达到控制，在3日内转诊至上级医院。

（三）社区筛查高度疑诊哮喘

具备以下任一项指征疑诊哮喘

1. 喘息发作>3次

2. 喘息发作2次，有湿疹史或父母有哮喘病史

3. 咳嗽超过4周，>6岁PEFR<80%者行气道可逆试验阳性

4. 反复呼吸道感染>6次/年，>6岁PEFR<80%者行气道可逆试验阳性

三、转入指征（从上级医院转至社区卫生服务中心）

有上述任何情况转出病例至上级医院治疗达到控制后1周内转入社区，具体指征如下：

1. 近1周内无哮喘症状天数≥6天

2. 6岁以上有肺功能指标，PEFR或FEV1>80%

3. 若使用控制类药物或经调整控制类药物，治疗1周以上

4. 若用过全身激素，需停全身激素1周以上

5. 因社区疑诊哮喘转出上级医院确诊后转回社区管理

四、转入社区的哮喘病例管理

（一）以哮喘急性发作治疗后转入病例

分以下两种情况

1. 以急性发作首次确诊哮喘

（1）建立病案管理档案

（2）核对控制和缓解类药物有无使用不当（吸入方法、药物剂量）

（3）病情评估（查体、C-ACT、6岁以上 PEFR）

（4）分析诱发因素（过敏原、运动、呼吸道感染、其他）及制订针对性预防措施

（5）启动非药物干预措施

（6）告知1个月后随访

2. 已确诊哮喘急性发作

（1）完善病案信息录入

（2）核对控制和缓解类药物有无使用不当（吸入方法、药物剂量）

（3）病情评估（查体、C-ACT、6岁以上 PEFR）

（4）分析诱发因素（过敏原、运动、呼吸道感染、停止用药、其他）及制订针对性预防措施

（5）检查非药物干预措施执行情况，有针对性地加强非药物干预力度

（6）告知1个月后随访

（二）以哮喘随访慢性控制不良治疗后转入病例

同以上已确诊哮喘急性发作

(三) 以哮喘首次确诊后转入病例

同以上以急性发作首次确诊哮喘

第六节　各种药物的使用方法

一、气雾剂的使用方法

(一) 定量吸入器 (pMDI, 气雾剂)

定量气雾剂的使用要做好手-呼吸同步动作,才能使得药物吸入到肺部。每次吸入的具体方法如下:

1. 移开喷口的盖,用力摇匀吸入器。

2. 轻轻地呼气直到不再有气体可以从肺内呼出。

3. 将喷口放在口内,用嘴唇含着喷口,在缓慢吸气同时按下药罐将药物释出,并继续深吸气。

4. 屏气约10秒钟,然后再用鼻缓慢呼气。

5. 若需要多吸一剂,应间隔至少1分钟后再重做第2、3、4步骤。

6. 用后将盖套回喷口上,如果使用的是糖皮质激素类药物,必须用水漱咽部然后吐出漱口水,反复2～3次。

7. 注意如果需要同时使用吸入型支气管扩张剂时,

应该先吸入支气管扩张剂，5分钟后再吸入激素。

8. 注意如果是一瓶新的吸入器，第一次使用时需要预按，直至有气雾喷出。

记住要慢慢地吸入

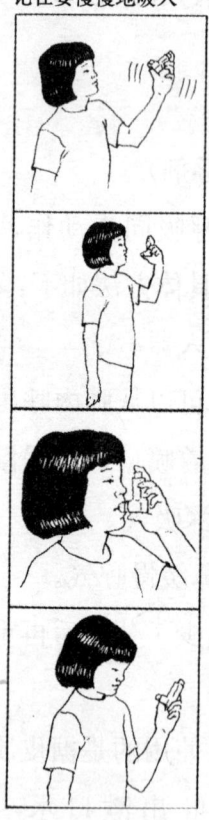

1. 摘下盖子，摇晃吸入器。

2. 起立，呼气。

3. 把吸入器放进你的嘴里或刚好放在嘴的前部。当你开始吸气的同时，按下吸入器的顶部并继续慢慢吸气。

4. 屏气10秒钟，呼气。

(二) 定量气雾剂加储雾罐

定量气雾剂加储雾罐的使用不需要患儿的手挤压气雾剂和呼吸同步动作，故使用起来更方便；且药物颗粒可在储雾罐中悬浮数秒，绝大部分 5 岁以下哮喘患儿可采用此种方法进行治疗；此外还可减少激素药物在口腔和咽部的沉积，减少副作用。

1. 移开喷口的盖，用力摇匀吸入器并插入储雾罐的一侧，将口器放入儿童的口中（如果是面罩，要注意罩住口鼻周围并紧贴皮肤）。

2. 鼓励儿童慢慢地吸气和呼气，一旦呼吸调整好后，用另一只手按压罐同时喷药，再让孩子持续呼吸 30～60 秒，同时保持储雾装置的位置不变。

3. 用后取下吸入器，将气雾剂喷口盖套回喷口上，如果使用的是糖皮质激素类药物，必须用水漱咽部然后吐出漱口水，反复 2～3 次。

4. 注意定期清洗、更换储雾罐的瓣膜（每 3 个月 1 次）和储雾罐（每半年 1 次）；切忌用力擦洗储雾罐内表面，以免破坏内壁的保护层。可用洗碗用的洗涤灵稀释后在储雾罐中摇晃后用清水冲洗干净。

注意：3 岁以下用面罩；3 岁以上最好用口器。

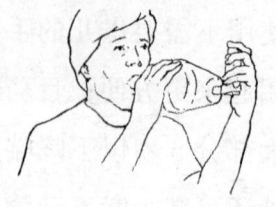
1. 将哮喘药物一次喷入储雾器中

2. 然后深吸气并屏气10秒钟

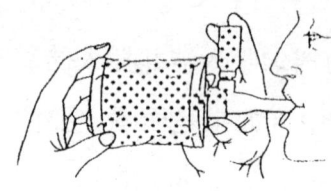
3. 呼气到储雾器中

4. 再次吸气,但不要再喷药了

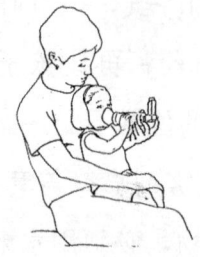
有多种储雾器,有些带有口器,有些带有面罩

二、干粉剂的使用方法

(一)都保干粉吸入器

1. 将保护瓶盖旋下。

2. 握紧瓶身,保持瓶口垂直向上,尽快朝逆时针方向旋转瓶底然后再旋回原位,当听到"咔嗒"一声时,表明药粉剂量已经装好,可以使用。

3. 缓慢呼气后,将吸嘴置于齿间,并用嘴唇包紧吸嘴。

4. 用力深吸气。

5. 将都保从嘴边拿开,并屏气约 10 秒钟,然后再呼气。

6. 盖好保护瓶盖,如果使用的是糖皮质激素类药物,必须用水漱咽部然后吐出漱口水,反复 2~3 次。

7. 瓶身上的药物计量显示窗口出现红色标记线时,表示药物即将用完。全部被红色标记覆盖时,表示药已用完,需要更换新药。

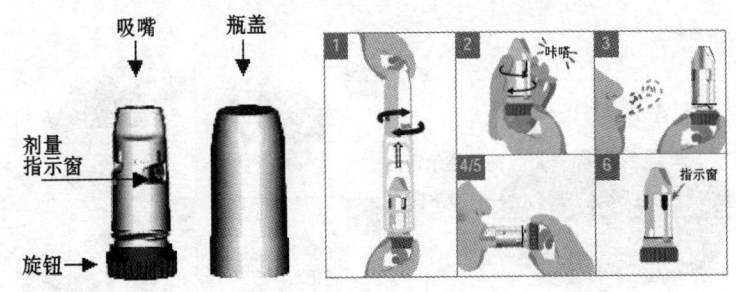

(二) 干粉准纳器

1. 用一手握住外壳,另一手的大拇指放在手柄上,向外推动拇指直至完全打开。

2. 向外推动滑动杆发出"咔嗒"声。一个标准剂量的药物已备好以供吸入。在剂量显示窗口显示减少一个数字。

3. 尽量呼气,但切记不要将气吹入准纳器中。

4. 将吸嘴放入口中,经准纳器深深地平稳地吸入药物。

5. 将准纳器从口中拿出。继续屏气约 10 秒钟,然后缓慢呼气。

6. 将拇指放在手柄上,往后拉手柄,使其恢复原位,滑动杆自动复位。

7. 如果使用的是糖皮质激素类药物,必须用水漱咽部然后吐出漱口水,反复 2~3 次。

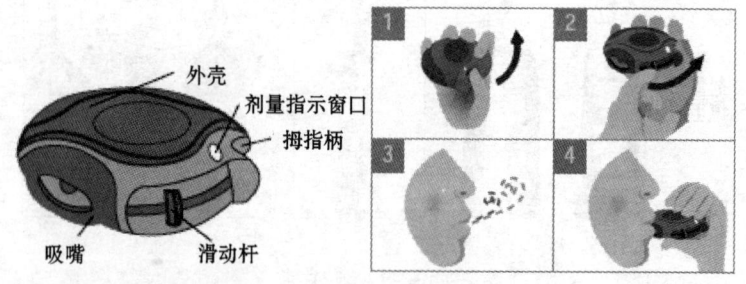

三、雾化吸入疗法

1. 雾化吸入治疗的优点

以空气压缩泵或氧气为动力,更利于药物吸入肺内,尤其对急性发作的患儿效果更佳;与超声雾化相比,药物微粒大小更均匀,直径多在 3~6μm,绝大部分可进入支气管,几乎无副作用;同时,无需技术配合,患儿只要保持轻松直立的坐姿即可。

2. 雾化吸入的装置

雾化吸入动力源有两种:一种用空气压缩泵做动力;另一种是用氧气做动力,氧气的流量为 6~8 升/分。

雾化罐的口器分面罩式和口含式两种,面罩式喷头可使药物到达呼吸系统所有区域,而口含式喷头可使药物更多地沉积在呼吸道深部。对于配合较佳的年长儿,可选用口含式喷头,并嘱其将口腔内分泌物吐出或咽下,以免反流至雾化罐内而影响药液浓度。而年幼患儿或病情较重的年长儿,则需选择面罩式喷头。

3. 操作方法

(1) 将稀释好的药液(至少 2ml,不足时用生理盐水补充)加入雾化罐中,接通雾化泵开关。

(2) 患儿取轻松直立的坐姿,平静地呼吸即可,待雾化罐内药液用完时停机。每天可吸入 2~3 次,每次 7~15 分钟。

第七节 峰流速仪和《儿童哮喘控制测试》问卷的应用

一、呼气峰流速仪的使用方法

（一）测定方法：需要患儿做到的是能短暂吹出最大的爆发气流，像吹生日蛋糕上的蜡烛一样，但是呼气要更快更有力。一般6岁以上的儿童能很好地做到这点。只有正确掌握技术才能真实、客观地反映肺功能的变化。

正确操作：① 将指针拨到标尺"0"的位置，不要用拿峰流速仪的手指妨碍指针活动；② 起立，深吸气；③ 将峰流速仪口器放入口中，用口唇包紧口器，用力快速呼气；④ 记下指针所指的数值，并将指针拨到"0"位置；⑤ 连续3次重复以上动作，将3次测量中最佳数值记录下来。其中应注意的是：用最大的力气和最快的速度呼气；不要将空气从口器旁漏出；不要用舌头堵住部分口器孔。

（二）结果判断：根据患儿PEFR的个人最佳值或人群正常值（见附件一）和日间变异率判断，每日测得的PEFR值不能低于个人最佳值的80%或者日间变异率不能大于20%，否则需要进一步治疗或到医院就诊。

(三) 个人最佳值和日间变异率的计算：

1. 个人最佳值的测定：

测定PEFR应该是每天2次，早晨起床后及晚上睡觉前，即每天清晨起床后做的第一件事和晚上睡觉前做的最后一件事。每次测定3次，记录其最佳值，最好将其绘成曲线，这样更加直观。对于用吸入β_2-受体激动剂的患儿，最好在用药前和用药后10～15分钟后分别测量，记录2个值；用药后测得数据的意义在于它可以证实吸入药物是否有效，还可用于计算PEFR的变异率。

临床上许多患儿的PEFR值经常是高于或低于正常平均预计值，对于不同的患儿，应该寻找其自身的最佳值。个人最佳值是在很好地控制哮喘2周以上，没有任何哮喘症状，患儿自我感觉良好的情况下，认真测量PEFR 2周所得的最高PEFR值。

2. PEFR日间变异率：

规律地应用峰流速仪测定PEFR，可以监测哮喘发作的严重程度和病情的发展过程。病情的严重程度一方面反映在PEFR的基础水平上，另一方面还反映在PEFR的变异率上，尤其是24小时的变异率，例如有些患儿虽然 PEFR 的测定值在正常范围内，但其 PEFR 的日间变异率＞20％，这说明此患儿仍处在哮喘发作期，病情未被有效地控制，需要进一步修改治疗方案。所以在很大程度上，变异率的大小与病情严重程度有关。

3. 日间变异率的计算：

用患儿每天早晨吸入支气管舒张剂之前和前一天晚上吸入支气管舒张剂之后所测得的 PEFR 两者间的差值（如未吸入支气管舒张剂的患儿，用早晚 2 次测定的差值），也就是 PEFR 1 天内的最大变化幅度，用它可以直接敏感地描述 PEFR 的日间变异率。可由公式算出：

$$日间变异率 = \frac{PEFR 晚间值 - PEFR 早晨值}{1/2 \ (PEFR 晚间值 - PEFR 早晨值)} \times 100\%$$

二、儿童哮喘控制测试（具体内容见附件二）

（一）哮喘控制测试(C-ACT)

适用于 12 岁以下患儿，是一种简易有效的评价儿童哮喘控制状况的方法，问卷共涉及 7 个问题，包括患儿回答的 4 个问题，每题从程度最重至最轻分别得分 0～3 分；患儿家长回答的 3 个问题，每题从程度最重至最轻分别得分 0～5 分。满分为 27 分。

将 7 个问题的得分相加，若总分≤19 分，提示哮喘未控制，20~22分提示哮喘部分控制，≥23分提示哮喘控制。根据患儿目前所用治疗方案和实际达到的哮喘控制水平决定下一阶段的治疗方案。如果目前患儿所接受的治疗方案未达到控制水平，则应将现有治疗方案升级，给予更为积极的治疗，使之达到哮喘控制为止。如果已经达到哮喘控制，现有治疗方案至少维持3个月以上，才可以酌情将治疗方案降级，以达到可以控制哮喘所需要的最低治疗级别和最低药物剂量。

（二）哮喘控制测试（ACT）

适于12岁及以上患儿和成人。问卷共涉及7个问题，包括患儿回答的5个问题，每题从程度最重至最轻分别得分1~5分，满分25分。

将5个问题的得分相加，若总分≤19分，提示哮喘未控制，20~24分提示哮喘部分控制，≥25分提示哮喘控制。根据患儿目前所用治疗方案和实际达到的哮喘控制水平决定下一阶段的治疗方案。

附件一

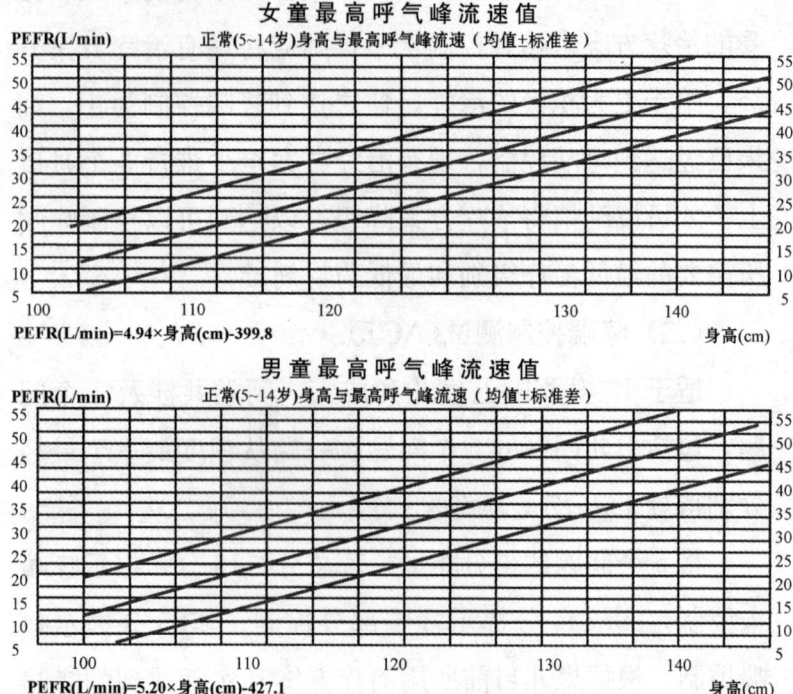

女童最高呼气峰流速值
正常(5~14岁)身高与最高呼气峰流速（均值±标准差）

PEFR(L/min)=4.94×身高(cm)-399.8

男童最高呼气峰流速值
正常(5~14岁)身高与最高呼气峰流速（均值±标准差）

PEFR(L/min)=5.20×身高(cm)-427.1

附件二

（一）儿童哮喘控制测试（C-ACT）（12岁以下适用）

- 儿童回答1~4题：

1. 今天你的哮喘怎么样？

| 很差 ⓪ | 差 ① | 好 ② | 很好 ③ | 得分 ☐ |

2. 当你在跑步、锻炼或运动时，哮喘是个多大的问题？

| 这是个大问题，我不能做我想做的事 ⓪ | 这是个问题，我不喜欢它 ① | 这是个小问题，但我能应付 ② | 没问题 ③ | 得分 ☐ |

3. 你会因哮喘而咳嗽吗？

| 会，一直都会 ⓪ | 会，大部分时候会 ① | 会，有些时候会 ② | 从来不会 ③ | 得分 ☐ |

4. 你会因为哮喘而在夜里醒来吗？

| 会，所有时间 ⓪ | 会，大部分时间 ① | 会，有些时间 ② | 从来不会 ③ | 得分 ☐ |

• 家长回答 5~7 题:

5. 在过去的4周里,您的孩子有多少天有哮喘日间症状?

5	4	3	2	1	0
没有	1~3	4~10天	11~18天	19~24天	每天

6. 在过去的4周里,您的孩子有多少天因为哮喘在白天出现喘息声?

5	4	3	2	1	0
没有	1~3	4~10天	11~18天	19~24天	每天

7. 在过去的4周里,您的孩子有多少天因为哮喘而在夜里醒来?

5	4	3	2	1	0
没有	1~3	4~10天	11~18天	19~24天	每天

总分

将7个问题的得分相加,若总分≤19分,提示哮喘未控制,20~22分提示哮喘部分控制,≥23分提示哮喘控制。

(二) 哮喘控制测试 (ACT) (12岁及以上适用)

请将每个问题的得分写在右侧的框中。

得分

问题1 在过去4周内，在工作、学习或家中，有多少时候哮喘妨碍您进行日常工作活动？
所有时间 ① 大多数时候 ② 有些时候 ③ 很少时候 ④ 没有 ⑤ ☐

问题2 在过去4周内，您有多少次呼吸困难？
每天不止1次 ① 一天1次 ② 每周3~6次 ③ 每周1~2次 ④ 完全没有 ⑤ ☐

问题3 在过去4周内，因为哮喘症状（喘息、咳嗽、呼吸困难、胸闷或疼痛），您有多少次在夜间醒来或早上比平时早醒？
每周4晚或更多 ① 每周2~3晚 ② 每周1次 ③ 1~2次 ④ 没有 ⑤ ☐

问题4 在过去4周内，您有多少次使用急救药物治疗（如沙丁胺醇）？
每天3次以上 ① 每天1~2次 ② 每周2~3次 ③ 每周1次或更多 ④ 没有 ⑤ ☐

问题5 您如何评估过去4周内您的哮喘控制情况？
没有控制 ① 控制很差 ② 有所控制 ③ 控制很好 ④ 完全控制 ⑤ ☐

第2步：把每一题的分数相加得出您的总分。
第3步：翻过此页寻找您得分的含义。

总分 ☐

将5个问题的得分相加，若总分≤19分，提示哮喘未控制，20~24分提示哮喘部分控制，≥25分提示哮喘控制。

附件三 相关表格

表1 基本情况表

编号 □□□□□□

儿童姓名		出生日期	□□□□年□□月□□日		性别	□1男 □2女	民族	
身份证号			学校/幼儿园					
父亲姓名		工作单位		职业		电话		
母亲姓名		工作单位		职业		电话		
联系电话		家庭住址	____省____市____县/区____乡/社区					
母亲文化程度		□1 文盲或半文盲 □2 小学 □3 初中 □4 高中 □5 大学及以上						
父亲文化程度		□1 文盲或半文盲 □2 小学 □3 初中 □4 高中 □5 大学及以上						
医疗费用支付方式		□1 全公费 □2 部分公费 □3 全自费 □4 商业医疗 □5 城镇职工医疗保险 □6 城镇居民医疗 □7 新农村合作医疗 □8 贫困救助 □9 其他						
个人过敏史		□1 婴儿湿疹 □2 过敏性鼻炎 □3 荨麻疹 □4 药物过敏 □5 其他____						
生产时情况		母亲分娩年龄____岁；出生体重____g； 生产方式：□1 顺产 □2 剖宫产 □3 其他____； 出生月令：□1 足月产 □2 早产，孕（ ）周 □3 其他____						
喂养史 （6个月内）		□1 母乳喂养 □2 人工喂养 □3 混合喂养						
家族过敏史	父亲	□1 哮喘 □2 湿疹 □3 过敏性鼻炎 □4 荨麻疹 □5 药物过敏____ □6 食物过敏____ □7 其他						
	母亲	□1 哮喘 □2 湿疹 □3 过敏性鼻炎 □4 荨麻疹 □5 药物过敏____ □6 食物过敏____ □7 其他						
	兄弟姐妹	□1 哮喘 □2 湿疹 □3 过敏性鼻炎 □4 荨麻疹 □5 药物过敏____ □6 食物过敏____ □7 其他						
	外/祖父母	□1 哮喘 □2 湿疹 □3 过敏性鼻炎 □4 荨麻疹 □5 药物过敏____ □6 食物过敏____ □7 其他						

建档日期 □□□□年□□月□□日　　建档医生____

填表说明

1. 表格中需选择的项目均在"□"内打"√";下同。

2. 时间均为公(阳)历日期,年4位,月2位,日2位,如20080501;下同。

3. 性别:如两性畸形,选择显性的性别。

4. 民族:少数民族应填写全称,如苗族。

5. 职业:描述10字以内,特别是从事加工、制造、销售业工人,应详细询问是否与食物、化纤产品有关,是否需戴乳胶手套等。

6. 联系电话:填写确实能够及时、有效取得联系的电话或手机号码。

7. 父/母文化程度:指截止建档时间,本人接受国内外教育所取得的最高学历或现有水平所相当的学历(参见GB-4658-84)。其中:"文盲或半文盲"指不识字或识字不足1500个,不能阅读通俗书报,不能写便条者;"小学"指小学毕业、肄业及在校学生,还包括未上小学,但识字1500个以上,能阅读通俗书报,能写便条,达到扫盲标准者;"初中"指中学毕业、肄业及在校学生;"高中"包括普通高中、职业高中,技工学校,中专毕业、肄业及在校学生;"大学及以上"包括专科学生或相当于专科的电视大学、厂办大学等、大学本科、硕士、博士毕业、肄业及在校学生。

8. "医疗费用支付方式,个人过敏史,家族过敏史"可多选。

表2 哮喘患儿年检表

编号 □□□□□□

姓名		性别 □1男 □2女	出生日期	□□□□年□□月□□日
既往病史	主要症状	□1喘息 □2咳嗽 □3反复呼吸道感染		
	既往诊断	□1哮喘 □2咳嗽变异性哮喘（过敏性咳嗽）□3疑似哮喘/喘支 □4肺炎 □5支气管炎 □6食物过敏 □7未诊断		
	哮喘首次诊断日期	□□□□年□□月		
	诊断医院级别	□1省（市）□2县（区）□3乡（社区）□4诊所（村）		
喘息特点	既往总发作次数___次；首次发作时间 □□□□年□□月			
	最严重时一年发作次数___次；最严重时一年累计发作月数___； 最严重一次喘息发作的强度：□1轻 □2中 □3重			
	最近一年发作次数___次；经常发作的强度：□1轻 □2中 □3重 最后一次发作时间 □□□□年□□月			
	发作先兆	□1鼻痒 □2打喷嚏 □3鼻塞 □4流涕 □5眼痒 □6咽痒 □7咳嗽 □8胸前紧缩感 □9端坐呼吸 □10发绀 □11大汗		
	发作时症状	□1鼻痒 □2打喷嚏 □3鼻塞 □4流涕 □5眼痒 □6咽痒 □7咳嗽 □8胸前紧缩感 □9端坐呼吸 □10发绀 □11大汗		
	发作类型	□1突然 □2缓慢 □3不定		
咳嗽特点	连续咳嗽4周以上	□1有 □2无 □3不详		
	抗感染药物治疗效果	□1有 □2无 □3不详		
	平喘药物治疗效果	□1有 □2无 □3不详		
近1年反复呼吸道感染次数		□1>6次/年 □2≤6次/年		
住院治疗次数：___次		最后一次住院单位		
病历记录中有否哮鸣或喘鸣音记录		□1有 □2无		
病情趋势	□1加重 □2不变 □3减轻 □4一年以上不发作 □5两年以上不发作 □6缓解一年以上又发作			
好发季节	□1三至五月份 □2六至八月份 □3九至十一月份 □4十二至二月份 □5季节更替时 □6常年 □7不定			
好发时间	□1临睡 □2午夜 □3清晨 □4午后 □5无规律			
发病诱因	□1感染 □2劳累 □3运动 □4天气变化 □5情绪变化 □6毛皮动物室 □7尘螨 □8食物（□a鸡蛋 □b牛奶 □c鱼虾 □d其他___） □9药物（□a阿司匹林 □b酒精 □c其他___） □8刺激气味（□a油烟 □b香烟 □c敌敌畏 □d油漆 □e其他___）			

续表

家庭装修影响	□1 装修后发病 □2 装修后加重 □3 装修后无变化 □4 未装修		
既往检查	过敏原检测 □1 皮肤点刺试验 □□□□年□□月 阳性检测结果_____ □2 血清检测　　 □□□□年□□月 阳性检测结果_____ □3 其他方法　　　　　　　　　 □4 未检测		
	最近1年胸片 □1 有 □2 无		
	肺功能 FEV1____%；峰流速值 PEFR____		
既往治疗	□1 抗生素　　　名称___，剂量___，使用疗程__次/年；合计使用时间__年__月		
	□2 支气管舒张剂　名称___，剂量___，使用疗程__次/年；合计使用时间__年__月		
	□3 吸入激素类　　名称___，剂量___，使用疗程__次/年；合计使用时间__年__月		
	□4 全身激素类　　名称___，剂量___，使用疗程__次/年；合计使用时间__年__月		
	□5 抗过敏药　　　名称___，剂量___，使用疗程__次/年；合计使用时间__年__月		
	□6 免疫调节剂　　名称___，剂量___，使用疗程__次/年；合计使用时间__年__月		
	□7 脱敏疗法　　　名称___，剂量___，使用疗程__次/年；合计使用时间__年__月		
	□8 白三烯调节剂　名称___，剂量___，使用疗程__次/年；合计使用时间__年__月		
	□9 中药　　　　　□1 是 □2 否　　　使用疗程__次/年；合计使用时间__年__月		
本次就诊情况	身高___cm	体重__kg	杵状指 □1 有 □2 无
	胸廓畸形	□1 桶状胸 □2 鸡胸（或漏斗胸）□3 驼背 □4 无	
	呼吸困难	□1 呼吸急促 □2 口周发绀 □3 端坐呼吸 □4 三凹征/鼻翼扇动 □5 无	
	肺部体征	□1 呼气时间延长 □2 呼吸音减低 □3 喘鸣音 □4 湿啰音 □5 痰鸣音 □6 无	
	支气管舒张试验	□1 阳性 □2 阴性 □3 未做	
本次诊断	□1 哮喘 □2 咳嗽变异性哮喘 □3 可疑哮喘 □4 哮喘高危患儿 □5 除外哮喘 □6 湿疹 □7 过敏性鼻炎 □8 食物过敏 □9 其他		
处理方法	□1 随访观察 □2 转诊两周内随访 □3 填写随访表		

建档日期　□□□□年□□月□□日　　　建档医生_____

填表说明

1. 主要症状:"反复的呼吸道感染"是一年≥6次的呼吸道感染。

2. 既往诊断:项目可以多选,在相应诊断的方框内画"√"。必须是医生明确诊断的。

3. 首次诊断日期:患儿哮喘(包括咳嗽变异性哮喘)首次诊断的日期。既往发作次数是指从第一次发作到调查时总的发作次数。

4. 最严重时一年的发作次数:是调查对象从出生到调查时,发作次数最多时一年能发作多少次。

5. 喘息发作的程度:"轻度",呼吸频率轻度增加,无辅助呼吸肌活动及三凹征,散在的哮鸣音,呼气末明显,使用速效 $β_2$-受体激动剂后 PEFR 大于正常预计值或本人最佳值的 80%;"中度",呼吸频率增加,可有辅助呼吸肌活动及三凹征,响亮、弥漫的哮鸣音,使用速效 $β_2$-受体激动剂后 PEFR 占正常预计值或本人最佳值的 60%~80%;"重度",呼吸频率明显增加,有辅助呼吸肌活动及三凹征,响亮、弥漫、双相的哮鸣音,使用速效 $β_2$-受体激动剂后 PEFR 小于正常预计值或本人最佳值的 60%或治疗效应<2小时(下同)。

6. 发作类型:"突然",是一天之内病情加重;"缓慢",咳喘前有感冒的前驱症状,2~3天后喘息发作。

7. 好发季节:孩子咳嗽发作时的季节,在相应季节的后面方框内画"√";好发时辰:"临睡"在孩子睡着前咳嗽,"午夜"后半夜咳嗽,"清晨"孩子早上起床时咳嗽,"午后"指孩子午睡起来后咳嗽。

8. 抗感染药物治疗效果:"有",是抗生素治疗2周内咳嗽症状缓解;"没有",是抗生素治疗时间超过2周症状无缓解。

9. 平喘药物治疗效果："有"，是平喘药物治疗 2 周内喘息症状缓解；"没有"，是平喘药物治疗时间超过 2 周症状无缓解。

10. 发病诱因：将家长认为可能是导致孩子咳嗽的原因都选上。"食物"、"药物"和"刺激气味"三项，需选出具体的诱发因素，可多选。

11. 家庭装修的影响："未装修"是调查之前家庭没有进行过装修，"装修后起病"是家庭装修后孩子开始出现咳嗽症状，"装修后加重"是孩子之前也有咳嗽症状但是相较于装修后症状要轻一些。

12. 过敏原检查：在检查的方式前画"√"，并在后面的方框内填入检查的时间，将阳性检查结果填在划线上，如没有则填写"无"。未进行过的则在"未检测"处画"√"。

13. 最近一年的胸片：最近一年是否有拍过胸片。

14. 肺功能检查：将最近一次的肺功能检查结果填上。

表3 哮喘患儿复诊表

编号 □□□□□□

姓名		性别	□1男 □2女	出生日期	□□□□年□□月□□日
随访时间			□□□□年□□月□□日	□□□□年□□月□□日	□□□□年□□月□□日
前次用药情况	1 支气管扩张剂 丙卡特罗、班布特罗、沙丁胺醇缓释制剂、茶碱缓释片、特布他林片、沙丁胺醇气雾剂、特布他林气雾剂、特布他林雾化溶液其他___		名称 剂量 持续时间	名称 剂量 持续时间	名称 剂量 持续时间
	2 吸入激素 丙酸倍氯米松、布地奈德、丙酸氟替卡松、沙美特罗替卡松干粉剂其他___		名称 剂量 持续时间	名称 剂量 持续时间	名称 剂量 持续时间
	3 白三烯调节剂 孟鲁斯特其他___		名称 剂量 持续时间	名称 剂量 持续时间	名称 剂量 持续时间
	4 抗过敏药 氯雷他啶、西替利嗪、酮替酚其他___		名称 剂量 持续时间	名称 剂量 持续时间	名称 剂量 持续时间
	5 鼻用激素 二丙酸倍氯米松、布地奈德、丙酸氟替卡松、糠酸莫米松其他___		名称 剂量 持续时间	名称 剂量 持续时间	名称 剂量 持续时间
	6 抗生素 阿奇霉素、头孢类、青霉素类、红霉素类其他___		名称 剂量 持续时间	名称 剂量 持续时间	名称 剂量 持续时间
	7 其他类药物		名称 剂量 持续时间	名称 剂量 持续时间	名称 剂量 持续时间
	8 药物副作用		□1有 □2无	□1有 □2无	□1有 □2无

续表

随访时间		□□□□年□□月□□日	□□□□年□□月□□日	□□□□年□□月□□日
上次随访后喘息发作次数及情况		次数___ □1轻 □2中 □3重	次数___ □1轻 □2中 □3重	次数___ □1轻 □2中 □3重
上次随访后是否去急诊治疗及次数		□1是 □2否 次数___	□1是 □2否 次数___	□1是 □2否 次数___
上次随访后是否住院及次数		□1是 □2否 次数___	□1是 □2否 次数___	□1是 □2否 次数___
此次就诊前1周情况	1 日间喘息>2次	□1是 □2否	□1是 □2否	□1是 □2否
	2 运动后咳嗽、喘息	□1是 □2否	□1是 □2否	□1是 □2否
	3 夜间干咳、喘息或憋醒	□1是 □2否	□1是 □2否	□1是 □2否
	4 使用症状缓解药物>2次	□1是 □2否	□1是 □2否	□1是 □2否
	5 峰流速值下降>20%（>6岁，使用峰流速仪者）	□1是 □2否	□1是 □2否	□1是 □2否
哮喘控制情况评估		□1 完全控制（0项） □2 部分控制（1项） □3 未控制（≥3项）	□1 完全控制（0项） □2 部分控制（1项） □3 未控制（≥3项）	□1 完全控制（0项） □2 部分控制（1项） □3 未控制（≥3项）
儿童哮喘控制测试（C-ACT）<12岁 哮喘控制测试（ACT）≥12岁		___分 ___分	___分 ___分	___分 ___分
此次就诊情况	身高（cm）			
	体重（Kg）			
	呼吸急促	□1有 □2无	□1有 □2无	□1有 □2无
	口周发绀	□1有 □2无	□1有 □2无	□1有 □2无
	三凹征（鼻翼扇动）	□1有 □2无	□1有 □2无	□1有 □2无
	端坐呼吸	□1有 □2无	□1有 □2无	□1有 □2无
	呼气时间延长或呼吸音减低	□1有 □2无	□1有 □2无	□1有 □2无
	喘鸣音	□1有 □2无	□1有 □2无	□1有 □2无
	水泡音	□1有 □2无	□1有 □2无	□1有 □2无
	痰鸣音	□1有 □2无	□1有 □2无	□1有 □2无

续表

随访时间		□□□□年□□月□□日	□□□□年□□月□□日	□□□□年□□月□□日
呼气峰流速值（PEFR）（>6岁）		□1 正常 □2 <80% □3 <60%	□1 正常 □2 <80% □3 <60%	□1 正常 □2 <80% □3 <60%
上次复诊后检查结果	1 胸片			
	2 肺功能			
	3 过敏原检查			
	4 其他			
是否正常参加体育课		□1 是 □2 否	□1 是 □2 否	□1 是 □2 否
是否因喘息缺课及缺课时间		□1 是 天 □2 否	□1 是 天 □2 否	□1 是 天 □2 否
患儿用药的依从性		□1 良好 □2 欠佳 □3 差	□1 良好 □2 欠佳 □3 差	□1 良好 □2 欠佳 □3 差
患儿用药方法的正确性		□1 掌握 □2 欠佳 □3 未掌握	□1 掌握 □2 欠佳 □3 未掌握	□1 掌握 □2 欠佳 □3 未掌握
家居改善情况		□1 明显 □2 部分 □3 无	□1 明显 □2 部分 □3 无	□1 明显 □2 部分 □3 无
治疗指导		□1 转诊上级医院，1周内随诊 □2 维持治疗，1月随诊 □3 纠正用药方法，改善用药依从性，维持治疗，2周随访 □4 升级治疗，2周随访	□1 转诊上级医院，1周内随诊 □2 维持治疗，1月随诊 □3 纠正用药方法，改善用药依从性，维持治疗，2周随访 □4 升级治疗，2周随访	□1 转诊上级医院，1周内随诊 □2 维持治疗，1月随诊 □3 纠正用药方法，改善用药依从性，维持治疗，2周随访 □4 升级治疗，2周随访
本次治疗情况	停用药物			
	加用药物			
	调整药物			
哮喘教育内容				
下次就诊（1~3个月）	就诊日期	□□□□年□□月□□日	□□□□年□□月□□日	□□□□年□□月□□日
	诊治目标			
医师				

建档日期　□□□□年□□月□□日　　建档医生_____

填表说明

1. 该表格内填写内容时间上是指"从上次填表到此次随访这段时间内"的情况。

2. 剂量：口服类型：每片（粒、袋）的规格×每次用量×次数/天，如（丙卡特罗）25μg×1/2×2次/天；吸入类型：每吸（喷）的规格×每次用量×次数/天，如（沙美特罗替卡松干粉剂）50/100μg×1×2次/天。

3. 持续时间：满整年或整月时，以"月"计，否则一律以"天"计，"半天"计"1/2天"。如（丙酸倍氯米松）2年5月12天。

4. 喘息发作程度的分类标准（参见表2）。

5. 近期检查结果：胸片填写日期及诊断结果，如2008-06-05肺炎；肺功能填写日期、主要指标FEV1/FVC及诊断结果，如2008-06-05 FEV1/FVC 70% 小气道阻塞，可逆试验（＋）；过敏原定性检测填写检查日期，检查结果，记录为：2008-06-05尘螨（＋＋＋）；定量者，记录为：2008-06-05尘螨3级5.21Ku/L。其他如血常规标注日期、白细胞数、淋巴细胞数及所占百分比、C-反应蛋白，其他检查标注主要指标及结果。

6. 用药依从性分为：良好、欠佳、差。"良好"指遵医嘱规律用药，并按预约时间复诊；"欠佳"指未规律用药或复诊时间较上次预约时间延迟半月以上或复诊缺失1次。"差"指不遵医嘱或复诊缺失2次以上。

7. 用药方法正确性分：掌握、欠佳、未掌握。"掌握"指吸药的步骤、动作、力度、时间及用药后的处理均符合要求；"欠佳"指不符合吸药要求1～2条;"未掌握"指不符合吸药要求3条以上者。

8. 家具改善情况分：明显、部分、无。其中，"明显"指完全遵医嘱，按医生建议整理家居；"部分"指采纳医生 1/2 的建议；"无"未采纳医生建议，家居环境无变化。

9. 教育内容用简洁语言描述，每条最多不超过 20 字。

10. 诊治目标：从以下两个角度用简洁语言进行描述（最多不超过 20 字），从病情角度：未控制——＞部分控制——＞完全控制；从用药方案角度：每天坚持用长期控制药物＋按需用症状缓解药物——＞减少长期控制药物剂量和频度。

表4 哮喘患儿家居环境调查表

编号 □□□□□□

姓名		性别	□1 男 □2 女	出生日期	□□□□年□□月□□日
居住房屋现状	现在的居住地		□1 城市中心 □2 城市郊区 □3 城镇 □4 农村		
	居住地离车流量大的主干道		□1 临街但有绿化带隔开 □2 隔一栋楼 □3 隔两栋楼 □4 远离主干道		
	居住地周围是否有如下工厂		□1 油漆厂 □2 蓄电池厂 □3 冶炼厂 □4 炼油厂 □5 煤矿 □6 印刷厂 □7 其他 □8 无任何工厂		
	房屋总面积		____ m^2		
	房屋楼层		□1 平房 □2 <9层 □3 >9层		
	房屋居住年限		□1 <1年 □2 1~2年 □3 >2年		
家居装修及材料	孩子卧室是否装修过		□1 是 装修竣工时间 □□□□年□□月 □2 否		
	孩子卧室是否摆放家具		□1 是 □2 否		
	家居检测	室内空气检测	□1 合格 □2 不合格 □3 未检测 检测单位____ 检测时间□□□□年□□月		
		装修检测	□1 合格 □2 不合格 □3 未检测 检测单位____ 检测时间□□□□年□□月		
		家具检测	□1 合格 □2 不合格 □3 未检测 检测单位____ 检测时间□□□□年□□月		
家居其他环境情况	与孩子一块居住的人在家中是否吸烟		□1 是 每天在家中吸烟数目 □1 <10支 □2 10~20支 □3 >20支 □2 否		
	取暖途径		□1 管道水暖 □2 管道气暖 □3 电暖炉 □4 其他		
	家中有无毛绒玩具		□1 有 □2 无		
	孩子是否睡席梦思床垫		□1 是 □2 否		

续表

姓名		性别	□1男 □2女	出生日期	□□□□年□□月□□日
家居其他环境情况	孩子的床单、被（枕）套清洗频度		□1 一周/次 □2 二至三周/次 □3 一月/次 □4 一月以上/次		
	孩子被褥晾晒平均频度		□1 一周/次 □2 二至三周/次 □3 一月/次 □4 一月以上/次		
	孩子的枕头		□1 荞麦皮 □2 人工合成材料 □3 海绵 □4 羽绒 □5 植物类 □6 其他		
	孩子的被子		□1 棉被 □2 人工合成材料 □3 毛毯 □4 丝棉 □5 羽绒 □6 其他		
	家中是否布艺沙发		□1 有 □2 无		
	家中窗帘		□1 棉布 □2 百叶窗 □3 其他		
	家中是否有地毯（卧室，客厅，浴室）		□1 有 □2 无		
	家中开窗频度（30分钟以上）		□1 一天两次 □2 一天一次 □3 两天一次 □4 其他		
	孩子是否使用了防螨寝具（枕套，褥套，被套）		□1 有 □2 无		
	家中（或厕所）有无霉斑		□1 有 □2 无		
	家中有无盆栽花草		□1 一盆 □2 两盆 □3 三盆 □4 四盆及以上 □5 无		
	垃圾桶是否定期清洗		□1 是 □2 否		
	空调使用季节滤网多久清洗一次		□1 每周至少一次 □2 一月至少一次 □3 两月以上 □4 无空调		
	家中有无宠物		□1 狗 □2 猫 □3 其他 □4 无		
	是否允许宠物进屋		□1 是 □2 否		
	家中是否有蟑螂		□1 是 □2 否		
	杀灭蟑螂后，是否清理蟑螂尸体		□1 是 □2 否		
	家中有无堆放纸箱、报纸、空瓶		□1 是 □2 否		
家居其他环境情况	厨房垃圾是否当天处置而不过夜		□1 是 □2 否 □3 偶尔过夜处置		
	家中水龙头经常是否漏水		□1 是 □2 否		
	孩子是否经常有不适反应		□1 是 不适反应的表现有： □1 咳嗽 □2 喘息 □3 喷嚏 □4 流涕 □5 皮疹 □6 皮肤瘙痒 □7 头晕 □8 恶心 □9 其他 □2 否		
其他说明情况：					

建档日期　□□□□年□□月□□日　　　建档医生＿＿＿＿

填表说明

1. "车流量大的主干道"是指根据国家《城市规划定额指标暂行规定》的有关规定,道路在二级以上者,即车速40~60km/h,双向机动车道数≥4条,道路总宽30~60米。

2. "居住地周围"是指方圆500米内。

3. "房屋"指在过去一年居住地的房屋,不论是否拥有或租赁。

4. "与孩子一块居住的人"指在过去一年内大部分时间与孩子一块的人,如爸爸、妈妈、爷爷、奶奶、姥姥、老爷、保姆或其他监护人。

5. "水龙头经常漏水"是指家中某处水管渗水或水龙头滴水,时间累计超过1个月。

6. "经常的不适反应"指时间累计超过3个月。

7. "其他情况"用文字简短说明(每条最多不超过20字,并用分号隔开),如没有填写"无"。

参考文献

[1] 中华医学会儿科学分会呼吸学组、中华医学会《中华儿科杂志》编辑委员会. 儿童支气管哮喘防治常规（试行）[J]. 中华儿科杂志, 2004, 42 (2): 100-106.

[2] National HeartLung and Blood Institute and the World Health Organization. USA. Global Initiative for Asthma (GINA) GINA workshop report, Global strategy of asthma management and prevention [R/OL]. update November, 2006 [2007-07-18]. http://www.ginasthma.com.

[3] International Primary Care Airways Group (IPAG) Chronic Airways Diseases, a guide for primary care physicians. [R/OL]. World Organization of Family Doctors (Wonca), SINGAPORE January, 2005 [2007-07-18]. http://www.globalfamilydoctor.com.

[4] Basaran S, Guler-Uysal F, Ergen N, et al. Effects of physical exercise on quality of life, exercise capacity and pulmonary function in children with asthma [J]. J Rehabil Med, 2006, 38: 130-135.

[5] Pearce N, Ait-Khaled N, Beasley R, et al. Worldwide trends in the prevalence of asthma symptoms: Phase Three of the International Study of Asthma and Allergies in Childhood (ISAAC) [J]. Thorax, 2007, 5: 15. [Epub ahead of print].

[6] AH Liu, R Zeiger, C Sorkness, et al. Development and cross-sectional validation of the Childhood Asthma Control Test [J]. The Journal of Allergy and Clinical Immunology, 2007, 119 (4): 817-25.